# करें योग रहें निरोग



शशिकांत 'सदैव'

प्रभाकर प्रकाशन

**ISBN: 978-81-94433-66-8**
**eISBN: 978-93-89851-04-5**



**प्रकाशक: प्रभाकर प्रकाशन**
प्लॉट नं.-55, मेन मदर डेयरी रोड
पांडव नगर, ईस्ट दिल्ली-110092
**फोन:** 011-40395855
**व्हाट्स ऐप:** +91 8447931000
**ई-मेल:** Sales@pharosbooks.in
**वेबसाइट:** www.pharosbooks.in
**संस्करण:** 2019
**कवर डिज़ाइन:** वीरेन्द्र सिंह भंडारी
**इनर डिज़ाइन:** सुरेन्द्र कुमार

**करें योग रहें निरोग**
**लेखक:** शशिकांत 'सदैव'

# यह पुस्तक क्यों?

यूं तो बाजार में, योग पर एक नहीं हजारों पुस्तकें उपलब्ध हैं और सबमें वही आसन, प्राणायाम और व्यायाम आदि होते हैं। कोई योग से मन की शांति की बात करता है तो कोई भगवान-प्राप्ति की। जिन लोगों ने स्वास्थ्य की दृष्टि से योग की पुस्तकें लिखीं हैं, वह पुस्तकें पाठक की दृष्टि से उतनी व्यावहारिक नहीं होतीं, जितनी होनी चाहिए। मैंने लंबे अध्ययन के बाद अनुभव किया है कि योग की जो रोगोपचार से संबंधित पुस्तकें हैं, उनमें योगासन के सभी लाभ एक साथ दिए होते हैं यानी किस आसन के क्या लाभ हैं, कौन-सा आसन किस रोग में सहायक है, सब एक साथ दिया होता है। ऐसे में पाठक की जिम्मेदारी अधिक बढ़ जाती है कि वह याद रखे कि उसे किस रोग में कौन-सा आसन करना है, क्योंकि एक रोग में कई आसन सहयोगी होते हैं, जो कि अलग-अलग पृष्ठ पर दिए होते हैं। उन्हें याद रखना सरल नहीं और वह भी पुस्तक पढ़ने के सालों बाद तो वैसे भी याद नहीं रहता कि किस रोग में कौन-कौन से आसन सहयोगी हैं और वह किस पृष्ठ पर दिए गए हैं। ऐसे में मुझे लगा क्यों न कोई ऐसी पुस्तक हो जिसमें पाठक रोग के हिसाब से योगासनों को सरलता से ढूंढ़ सके और विस्तारपूर्वक एक ही पृष्ठ पर जब चाहे पढ़ सके। इसी उद्देश्य से मैंने इस पुस्तक को लिखा व संपादित किया है। दूसरी बात यह कि लोग योग के स्वास्थ्य संबंधी महत्त्व और रहस्य को समझें। आज के चिकित्सा शोधों ने यह साबित कर दिया है कि योग शारीरिक और मानसिक रूप से मानवजाति के लिए वरदान है।

इस पुस्तक के माध्यम से लोगों को बताना चाहता हूं कि योग तीन स्तरों पर काम करते हुए हमें फायदा पहुंचाता है। पहले चरण में यह मनुष्य को स्वास्थ्यवर्धक बनाते हुए उसमें ऊर्जा भरने का काम करता है। दूसरे चरण में यह मस्तिष्क एवं विचारों पर असर डालता है। हमारे नकारात्मक विचार ही होते हैं, जो हमें तनाव, चिंता या फिर मानसिक विकार में डाल देते हैं। योग इस चक्र से बाहर निकलने में हमारी मदद करता है। योग के तीसरे और सबसे महत्त्वपूर्ण चरण में पहुंचकर मनुष्य चिंताओं से मुक्त होकर, इस विश्व को चला रही शक्ति का अनुभव करने में सक्षम हो जाता है। योग के इस अंतिम चरण तक पहुंचने के लिए कठिन परिश्रम की जरूरत होती है। इस प्रकार योग के लाभ विभिन्न स्तर पर मिलते हैं।

इतना ही नहीं आज का युवा वर्ग योग को छोड़ जिम की तरफ भाग रहा है, जिसके कई दुष्परिणाम भी हैं, जबकि योग पूरी तरह से प्राकृतिक और दैविक है, इसके कोई दुष्परिणाम भी नहीं हैं। जहां जिम आदि से शरीर के किसी खास अंग का ही व्यायाम होता है, वहीं योग से शरीर के समस्त अंग-प्रत्यंगों एवं ग्रंथियों का व्यायाम होता है, जिससे समस्त अंग-प्रत्यंग सुचारु रूप से कार्य करने लगते हैं। जहां एक तरफ योगासन मांसपेशियों को पुष्टता प्रदान करते हैं जिससे दुबला-पतला व्यक्ति भी ताकतवर और बलवान बन जाता है, वहीं दूसरी ओर योग के नित्य अभ्यास से शरीर से फैट भी कम हो जाता है। कुछ अध्ययनों में पाया गया है कि कुछ योगासनों और मेडिटेशन के द्वारा आर्थराइटिस, बैक पेन आदि दर्द में काफी सुधार होता है और दवा की जरूरत कम होती जाती है।

प्राणायाम भी योग का ही एक अंग है, जिसके द्वारा मानव शरीर के लिवर, पेट, फेफड़े, हृदय, गुर्दे आदि आंतरिक अंगों को उपयुक्त मात्रा में ऑक्सीजन मिलती है, जिससे लंबे समय तक ये स्वस्थ रहते हैं। इतना ही नहीं योगासन से त्वचा में चमक आती है, रक्त-संचार सही रहता है जिससे शरीर पर वृद्धावस्था का असर बहुत कम दिखता है। आसनों के आगे महंगे-से-महंगे सौंदर्य प्रसाधन और सर्जरियां फेल हैं।

**विशेष :** यूं तो इस पुस्तक में सभी योग व योगासन विशेषज्ञों के परामर्श पर तथा गहरे लंबे शोध के बाद लिए गए हैं, फिर भी एहतियात के तौर पर किसी भी योग को व्यवहार में लेने से पूर्व किसी योग विशेषज्ञ या अपने डॉक्टर से परामर्श अवश्य लें।

शशिकांत सदैव

# विषय-सूची

# करें योग रहें निरोग

योग भारतीय संस्कृति की प्राचीनतम पहचानों में से एक है। यही वह विज्ञान है, जिसके बलबूते पर न केवल भारत कभी सोने की चिड़िया कहलाता था, बल्कि विश्वगुरु बनकर भी उभरा था। भगवान शंकर के बाद वैदिक ऋषि-मुनियों से ही योग का प्रारंभ माना जाता है। बाद में कृष्ण, बुद्ध, महावीर आदि ने भी इसे अपनी तरह से विस्तार प्रदान किया, जिसे आगे चलकर पतंजलि ने सुव्यवस्थित कर लिखित रूप दिया और योग-सूत्र की रचना की, जो कि मनुष्य के लिए किसी वरदान से कम नहीं है।

योग का अर्थ शरीर द्वारा किए जाने वाले आसन ही नहीं और भी बहुत कुछ है। योग का अर्थ है जोड़, संधि, एकात्मता। योग संस्कृत भाषा के शब्द 'युज' से उत्पन्न हुआ है, जिसका अर्थ है 'जुड़ना'। योग हमारे शरीर, मन और आत्मा के बीच संयम व संतुलन स्थापित करता है तथा हमारे जीवन को सरल और सकारात्मक बनाता है। चूंकि भीतर-बाहर के इस जोड़ में शारीरिक आसनों की अहम भूमिका होती है, इसलिए हमें लगता है कि योग का अर्थ व उसकी सीमा सिर्फ योगासन तक ही है। योग का सबसे बड़ा फायदा यह है कि यदि इसे ठीक ढंग से किया जाए तो इससे कोई नुकसान नहीं होता, यह पूर्ण रूप से प्राकृतिक है। इसे वैज्ञानिक चिकित्सकों ने लाखों लोगों के रोगों पर शोध करके पूर्ण रूप से स्वीकारा है तथा पाया है कि यह असाध्य एवं जटिल रोगों में भी कारगर है। सच तो यह है कि योग केवल रोगों को दूर करने की ही विधि या प्रक्रिया नहीं है, बल्कि यह शरीर के समस्त रोगों को दूर कर मस्तिष्क को तनाव मुक्त करता है तथा आत्मा का ईश्वर से संबंध स्थापित करता है, जिसके जरिए शरीर और मन दिव्य ऊर्जा के घेरे में आते हैं और हमारा पूर्ण रूपांतरण होने लग जाता है।

आसन दो प्रकार के हैं। प्रथम श्रेणी के आसनों को ध्यानासन और द्वितीय श्रेणी के आसनों को स्वास्थ्यासन कहते हैं। जिस आसन में बैठकर मन को स्थिर करने का प्रयत्न किया जाता है, उसको ध्यानासन कहते हैं और जो आसन व्यायाम के निमित्त किए जाते हैं, उनको स्वास्थ्यासन कहते हैं।

पतंजलि योगसूत्र के अनुसार–

**'योगश्चित्त वृत्ति निरोधः'**

अर्थात् 'चित्त वृत्तियों को रोकना ही योग है।' चित्त में उठने वाली विचार तरंगों को वृत्ति (भंवर) कहते हैं। इन वृत्तियों को रोकना योग कहलाता है। वैसे 'योग' का शाब्दिक अर्थ है– जोड़। वास्तव में यह योग भी जोड़ना ही है पर किसे जोड़ना है? किससे जोड़ना है? यह प्रश्न उठने स्वाभाविक हैं।

योग का परिणाम होता है– 'आत्मा' और 'परमात्मा' का संबंध हो जाना। अतः यह आत्मा का परमात्मा से योग का जुड़ना है।

योग श्रद्धा या धर्म का विषय नहीं, बल्कि विज्ञान का विषय है। इसे हिंदू करे या मुसलमान, अमीर करे या गरीब– यह सबको लाभ देता है। इसको करने व लाभ पाने के लिए किसी श्रद्धा की या कर्मकांड की आवश्यकता नहीं, बस करना भर जरूरी है। यह ऐसे ही है, जैसे बुखार में 'क्रोसिन'। क्या क्रोसिन तभी असर दिखाएगी जब हमारा उसमें अटूट विश्वास होगा? नहीं, आप बुखार में इसे बिना श्रद्धा के खाएं या बिना इच्छा के या भले ही आप इसे नफरत भरे मन से ही क्यों न खाएं, यह काम फिर भी करेगी। यही विज्ञान है और योग भी वही विज्ञान है, जिसे किया जाए तो लाभ होगा ही, भले ही आपकी इसमें श्रद्धा हो या न हो वह बात अलग है कि किसी काम को यदि पूरे मन व स्वीकार भाव के साथ किया जाए तो वह शीघ्र और दुगना फल देता है।

योग क्या है, जब भी इस बात का जिक्र उठता है तो मन–मस्तिष्क के आगे आसन लगाए किसी वृद्ध व्यक्ति या साधु–बाबा की तस्वीर उभर आती है और हम मान बैठते हैं कि योग न केवल शरीर की विभिन्न आड़ी–तिरछी मुद्राओं का नाम है, बल्कि यह धार्मिक एंव बुजुर्ग लोगों के ही करने की चीज है। नहीं! योग का संबंध किसी विशेष आयु, धर्म एवं शरीर के आसन से नहीं है और न ही यह कोई धार्मिक कृत्य या श्रद्धा का विषय है। यह पूर्ण रूप से विज्ञान है, जो हमें न केवल बाहर की प्रकृति एवं उसके रहस्य से जोड़ता है, बल्कि भीतर छिपी अज्ञात ऊर्जा से भी एक करता है।

यहां एक और बात समझ लेनी जरूरी है कि शरीर और मन कहने को दो अलग–अलग चीजें हैं। सच तो यह है कि यह दो होते हुए भी एक–दूसरे से जुड़े हैं, दोनों एक–दूसरे को प्रभावित करते हैं। यदि हम गहराई से चिंतन करें तो हम अनुभव करेंगे कि हम शरीर और मन के अलावा भी कुछ हैं। कुछ तो है, जो हमारे शरीर और मन को नियंत्रित करता है, फिर

उसे हम शक्ति कहें या चेतना या फिर आत्मा। योग शरीर और मन दोनों के साथ-साथ हमारी आत्मा को भी स्वस्थ रखता है। देखा जाए तो हमारा शरीर व मन रोगों से घिरता ही तब है, जब इनका संबंध आत्मा से कमजोर होने लग जाता है। योग, मन और शरीर का अंतरात्मा से संबंध बनाने व बनाए रखने में हमारी मदद करता है। योग मनुष्य को शरीर, मन और आत्मा तीनों स्तर पर स्वस्थ और समृद्ध करता है। योग हमारी रोग-प्रतिरोधक क्षमता बढ़ाता है तथा हमें सकारात्मक ऊर्जा प्रदान करता है। इसीलिए योग एक संपूर्ण चिकित्सा पद्धति है, जिसका उपयोग विभिन्न रोगों से मुक्ति पाने में किया जा सकता है। जैसे-

## वजन घटाए

सूर्य नमस्कार और कपालभाति प्राणायाम योग के साथ-साथ शरीर के वजन में कमी लाते हैं। इसके अतिरिक्त यह वजन पर नियंत्रण रखने में सहायता करता है।

## चिंता एवं तनाव से मुक्ति दिलाए

आजकल की भाग-दौड़ से भरी जिंदगी में हम अक्सर चिंता एवं तनाव से घिरे रहते हैं। यदि हम प्रतिदिन योगाभ्यास करें तो चिंता एवं तनाव आदि कई प्रकार की मानसिक समस्याओं से छुटकारा पाया जा सकता है।

## मधुमेह से छुटकारा दिलाए

योग करने से रोगी व्यक्ति निरोग भी हो सकता है। नियमित योगाभ्यास से मधुमेह के रोगी अपनी पैंक्रियास को फिर से सक्रिय कर सकते हैं, जिसका अर्थ यह है कि मधुमेह रोग से मुक्ति मिल सकती है।

## रक्त संचार ठीक करता है

जब शरीर में रक्त का संचार बेहतर होता है, तो सभी अंग बेहतर तरीके से काम करते हैं। साथ ही शरीर का तापमान भी नियंत्रित रहता है। रक्त-प्रवाह के असंतुलित होते ही शरीर कई तरह की बीमारियों का शिकार होने लगता है, जैसे-हृदय संबंधी रोग, खराब लिवर, मस्तिष्क का ठीक से काम न करना आदि। ऐसे में योग करने से रक्त का प्रवाह अच्छी तरह होता है। इससे सभी अंगों को पर्याप्त ऑक्सीजन और पोषक तत्त्व मिलते हैं।

## रक्तचाप को संतुलित रखता है

गलत जीवन-शैली के कारण कई लोग रक्तचाप की समस्या से जूझ रहे हैं। इसलिए योग के लाभ से रक्तचाप के असंतुलित होने की समस्या में भी योगाभ्यास सहायता करता है, किंतु ऐसे रोगी को किसी प्रशिक्षित योगगुरु की देखरेख में ही योगाभ्यास करना चाहिए, क्योंकि

कुछ नियमित आसन रक्तचाप को बढ़ाते हैं और कुछ कम करते हैं। योग आपके कोलेस्ट्रॉल के स्तर को भी नियंत्रित करता है। अगर आपको भी रक्तचाप से जुड़ी कोई परेशानी है, तो आज से ही किसी योग प्रशिक्षक की देखरेख में योग करना शुरू कर दें।

## श्वसन प्रणाली को बेहतर बनाता है

श्वसन प्रणाली में आया कोई भी विकार हमें बीमार करने के लिए काफी है। ऐसे में योग हमें बताता है कि जीवन में सांस का क्या महत्त्व है, क्योंकि हर योगासन सांस पर ही आधारित है। जब आप योग करते हैं, तो फेफड़े पूरी क्षमता के साथ काम करने लगते हैं, जिससे सांस लेना आसान हो जाता है।

## गैस से छुटकारा दिलाता है

योग के लाभ में गैस से छुटकारा पाना भी है। गैस की समस्या किसी को भी हो सकती है। इसमें बच्चे, बूढ़े, महिला, सभी शामिल हैं। यह समस्या मुख्य रूप से पाचन-तंत्र के ठीक से काम न करने के कारण होती है। इसे ठीक करने के लिए योग बेहतरीन उपाय है। योग पाचन-तंत्र को बेहतर करता है जिससे कब्ज, गैस और एसिडिटी जैसी समस्याएं जड़ से खत्म हो सकती हैं।

## दर्द सहने की क्षमता बढ़ाता है

शरीर में कहीं भी और कभी भी दर्द हो सकता है। खासकर, जोड़ों के दर्द को सहना मुश्किल हो जाता है। वहीं जब आप योग करते हैं, तो शुरुआत में इस दर्द को सहने की शारीरिक क्षमता बढ़ने लगती है। साथ ही नियमित अभ्यास के बाद यह दर्द कम होने लगता है।

## बेहतर मेटाबॉलिज्म बनाता है

हमारे शरीर के लिए मेटाबॉलिज्म प्रक्रिया जरूरी है। इस प्रक्रिया से ही शरीर को भोजन के जरिए ऊर्जा मिलती है, जिससे हम अपने दिन भर के काम कर पाते हैं। जब पाचन-तंत्र, लिवर और किडनी अच्छी तरह काम करते हैं, तो मेटाबॉलिज्म भी ठीक से काम करता है। इस अवस्था में योग का लाभ इसलिए है, क्योंकि योग के जरिए अपच और कब्ज को ठीक कर मेटाबॉलिज्म को बेहतर किया जा सकता है।

## अनिद्रा की समस्या दूर करता है

दिन भर काम करने के बाद रात को अच्छी नींद लेना जरूरी है। इससे शरीर को अगले दिन फिर से काम करने के लिए तैयार होने में मदद मिलती है। पर्याप्त नींद न लेने पर दिन भर

बेचैनी, सिर दर्द, आंखों में जलन और तनाव रहता है। चेहरे पर भी रौनक नज़र नहीं आती। वहीं अगर आप नियमित योग करते हैं, तो मन शांत होता है और तनाव से छुटकारा मिलता है, जिससे रात को अच्छी नींद लेने में मदद मिलती है।

## कोलेस्ट्रॉल को संतुलित रखे

जैसा कि हमने पहले भी बताया था कि योग करने से शरीर में रक्त का प्रवाह बेहतर होता है। इससे नसों में रक्त के थक्के नहीं बन पाते और अतिरिक्त चर्बी भी साफ हो जाती है। यही कारण है कि कोलेस्ट्रॉल को नियंत्रित किया जा सकता है। योग एचडीएल यानी अच्छे कोलेस्ट्रॉल को बढ़ाता है, जबकि एलडीएल यानी खराब कोलेस्ट्रॉल को खत्म करता है।

## सोडियम नियंत्रित रहता है

हम कई बार बाहर का तला-भुना या फिर जंक फूड खा लेते हैं। ऐसे खाद्य पदार्थों में सोडियम की मात्रा ज्यादा होती है। शरीर में सोडियम की मात्रा बढ़ने से हृदय रोग या फिर गुर्दे की बीमारी हो सकती है। इससे बचने के लिए सबसे पहले तो आप इस तरह का खाना बिल्कुल बंद कर दें। साथ ही नियमित रूप से योग करें। योग में सोडियम की मात्रा को संतुलित करने की क्षमता होती है।

## ट्राइग्लिसराइड्स में कमी करता है

ट्राइग्लिसराइड्स हमारे रक्त में पाया जाने वाला एक तरह का फैट है, जो हृदय रोग व स्ट्रोक का कारण बन सकता है। इसे कम करने के लिए नियमित योग करना जरूरी है। योग करने से हृदय की गति थोड़ा बढ़ती है, जिस कारण ट्राइग्लिसराइड्स जैसी स्थिति से बचा जा सकता है।

## लाल रक्त कोशिकाओं में वृद्धि

हमारे शरीर में लाल रक्त कोशिकाओं का अहम योगदान होता है। ये फेफड़ों से ऑक्सीजन लेकर शरीर के प्रत्येक अंग तक पहुंचाती हैं। लाल रक्त कोशिकाओं की कमी से एनीमिया तक हो सकता है। योग करने से शरीर में इसकी मात्रा बढ़ने लगती है।

## हृदय रोग से बचाव

हृदय हमारे शरीर का नाजुक हिस्सा है। गलत खान-पान, असंतुलित दिनचर्या और तनाव का सीधा असर आपके हृदय पर होता है। आगे चलकर हृदय से जुड़ी कई बीमारियां हो जाती हैं। इससे बचने का बेहतरीन तरीका योग है। नियमित योग व स्वस्थ खान-पान से हृदय मजबूत

रहता है। जब आप हृदय को स्वस्थ रखने के लिए योग करेंगे, तब आपको योग का महत्त्व आसानी से समझ आएगा।

## अस्थमा से निजात दिलाए

अस्थमा होने पर श्वास नली सिकुड़ जाती है, जिससे सांस लेने में परेशानी होती है। जरा-सी धूल-मिट्टी में भी हमारा दम घुटने लगता है। अगर आप इस अवस्था में योग करते हैं, तो आपके फेफड़ों पर जोर पड़ता है और वह अधिक क्षमता के साथ काम करते हैं।

## आर्थराइटिस को खत्म करे

आर्थराइटिस यानी गठिया होने पर जोड़ों में सूजन और दर्द शुरू हो जाता है। इस अवस्था में रोजमर्रा के काम करना मुश्किल हो जाता है। ऐसे में योग करना आपके लिए फायदेमंद हो सकता है। किसी योग्य योग प्रशिक्षक के निरीक्षण में योग करने से जोड़ों में आई सूजन और दर्द कम होने लगता है और धीरे-धीरे काम करने लगते हैं।

## कैंसर से करे बचाव

यह कहना मुश्किल है कि योग करने से कैंसर पूरी तरह से ठीक हो सकता है या नहीं। योग-गुरुओं द्वारा कहा गया है कि, योग के निरंतर अभ्यास से कैंसर जैसी गंभीर बीमारी के भी ठीक होने के कई उदाहरण देखे गए हैं तथा जो युवावस्था के आरंभ से ही योग करते हैं, वह कैंसर जैसी घातक बीमारी से भी बच सकते हैं। पर हां, इतना जरूर कहा जा सकता है कि योग के जरिए कैंसर जैसी बीमारी से उबरने में मदद मिलती है। योग करने से कैंसर के मरीज में मौजूद विषैले जीवाणु खत्म हो सकते हैं। साथ ही मांसपेशियों में आया खिंचाव कम होता है और रक्त का संचार बेहतर होता है और तनाव व थकान भी कम होती है। इसके अलावा कीमो थेरेपी के दौरान होने वाली मितली व उल्टी जैसी समस्या से भी निपटा जा सकता है।

## माइग्रेन से राहत दिलाए

अगर माइग्रेन का मरीज योग करता है, तो उसे सिर में होने वाले दर्द से राहत मिल सकती है। योग मांसपेशियों में आए खिंचाव को कम करता है, जो सिर तक पर्याप्त मात्रा में ऑक्सीजन पहुंचती है, जिससे माइग्रेन में राहत मिलती है।

## ब्रोंकाइटिस से बचाव

मुंह, नाक और फेफड़ों के बीच हवा-मार्ग को श्वास नली कहते हैं। जब इसमें सूजन आ जाती है, तो सांस लेना मुश्किल हो जाता है। चिकित्सीय भाषा में इस अवस्था को ब्रोंकाइटिस कहा

जाता है। योग इस सूजन को दूर कर सांस लेने में आपकी मदद करता है। योग के जरिए फेफड़ों से ऑक्सीजन की आपूर्ति पर्याप्त मात्रा में होती है। साथ ही फेफड़ों में नई ऊर्जा का संचार होता है।

## प्रजनन क्षमता में सहायक

अगर कोई प्रजनन क्षमता को बेहतर करना चाहता है, तो इसके लिए भी योग के आसन का वर्णन किया गया है। योग के जरिए शुक्राणु कम बनने की समस्या, यौन संबंधी कोई समस्या, फैलोपियन ट्यूब में आई कोई रुकावट या फिर पीसीओडी समस्या को ठीक किया जा सकता है। इसके अलावा रजोनिवृत्ति से पहले और उस दौरान नजर आने वाले नकारात्मक लक्षणों को भी योग के माध्यम से ठीक किया जा सकता है।

## साइनस व अन्य एलर्जी से बचाव

साइनस के कारण नाक के आस-पास की मांसपेशियों में सूजन आ जाती है। इससे सांस लेने में परेशानी होती है। इस समस्या के लिए भी योग हर लिहाज से बेहतर है। साइनस में सांस संबंधी योग यानी प्राणायाम करने से नाक व गले की नलियों में आई रुकावट दूर होती है और सांस लेना आसान हो जाता है। इसके अलावा अन्य प्रकार की एलर्जी को भी योग से ठीक किया जा सकता है।

## कमर दर्द में राहत दिलाए

आजकल हमारा ज्यादा काम बैठकर होता है। इस वजह से किसी-न-किसी को कमर दर्द की शिकायत रहती है। अगर आप योग्य प्रशिक्षिक की निगरानी में योग करें, तो रीढ़ की हड्डी में लचक आती है, जिससे किसी भी तरह का दर्द दूर किया जा सकता है।

## बढ़ती उम्र का असर कम करे

कुछ लोगों के चेहरे पर समय से पहले ही बढ़ती उम्र का असर नजर आने लगता है। वहीं अगर आप योग करते हैं, तो समय पूर्व चेहरे पर पड़ने वाली झुर्रियों को कम किया जा सकता है। योग के जरिए शरीर में जमा विषैले पदार्थ व जीवाणु साफ हो जाते हैं और फ्री रेडिकल्स का भी सफाया हो जाता है। तनाव के कारण भी समय से पहले बुढ़ापे का असर नजर आने लगता है, लेकिन योग द्वारा इस अवस्था से भी बचा सकता है।

## शरीर को फिट रखता है

योग के निरंतर अभ्यास से शरीर के अलग-अलग भागों को भी लाभ पहुंचता है। योगासन करने से शरीर के सभी अंगों का व्यायाम होता है। आपको केवल अपनी नियमित दिनचर्या

में योग को शामिल करना है, जिससे आप सशक्तता, कोमलता और लचीलेपन से भरे रहें। नियमित योगाभ्यास आपके शरीर को मजबूत बनाता है और मांसपेशियों को सशक्त बनाता है। यह शरीर के बैठने, खड़े होने आदि स्थिति में सुधार लाता है। यह गलत तरीके से उठने-बैठने में सुधार लाता है। शारीरिक दर्द में आराम देता है।

## काम के दबाव को कम करें

कई बार ऐसा होता है कि ऑफिस और घर का काम इतना ज्यादा हो जाता है कि दबाव महसूस होने लगता है। ऐसा अक्सर महिलाओं के साथ होता है। इस अवस्था में उनके लिए विभिन्न कामों के बीच संतुलन बनाए रखना मुश्किल हो जाता है। इससे बचने का एकमात्र उत्तम उपाय योग है। योग आपको हर तरह की स्थिति और दबाव से बाहर निकलने की शक्ति देता है। योग करने पर आप अंदर से प्रसन्नता महसूस करेंगे।

## निर्णय लेने की क्षमता बढ़ाए

योग आपको मानसिक रूप से इस कदर मजबूत बनाता है कि आप जीवन से जुड़े महत्त्वपूर्ण निर्णय लेने में सक्षम हो जाते हैं। साथ ही विपरीत परिस्थितियों में भी स्वयं को संतुलित बनाए रखते हैं।

## एकाग्रता बढ़ती है

नियमित रूप से योग करते रहने से आप इतने सक्षम हो जाते हैं कि अपने लक्ष्य को हासिल करने के लिए एकाग्रचित्त होकर काम करने लगते हैं। इस दौरान मार्ग में आने वाली सभी बाधाओं को भी आसानी से पार किया जा सकता है। वैसे भी कहा जाता है कि सफलता का मूल मंत्र काम के प्रति एकाग्रता है।

## याद्दाश्त तेज होती है

योग के जरिए मस्तिष्क की कार्य-प्रणाली पर भी असर होता है। खासकर, छात्रों के लिए यह बेहद जरूरी है। परीक्षा के दौरान अपने मस्तिष्क को शांत रखना और बेहतर बनाना जरूरी है, ताकि वे जो भी पढ़ रहे हैं, उन्हें अच्छी तरह याद रहे।

## सकारात्मक बनाता है

योग करने से व्यक्ति हमेशा ऊर्जावान और प्रसन्नचित्त रहता है। जीवन को लेकर उसके विचार सकारात्मक होते हैं। वह जीवन को हर दिन नई ऊर्जा व जोश के साथ जीना पसंद करता है। सफल जीवन जीने के लिए शरीर को सकारात्मक ऊर्जा और मानसिक शक्ति की जरूरत होती है, जो हमें योग से ही मिलती है।

## रोग प्रतिरोधक क्षमता बढ़ती है

नियमित योगाभ्यास रोगों से लड़ने की शक्ति प्रदान करता है तथा साथ ही दवाओं पर आपकी निर्भरता को घटाता है। ऐसे व्यक्ति की रोग-प्रतिरोधक प्रणाली मजबूत हो जाती है व मौसम के अनुसार आने वाली सर्दी, जुकाम व बुखार जैसी बीमारियां दूर रहती हैं।

## सजगता प्रदान करे

मन संयुक्त रूप से भूत और भविष्य में हिलोरे मारता रहता है, लेकिन कभी वर्तमान में नहीं रहता। साधारण रूप में मन की स्थिति में सजगता हमें तनाव से मुक्त करती है। मन को शांति प्रदान कर कार्य-क्षमता बढ़ाती है। योग तथा प्राणायाम मन को वर्तमान समय में लाते हैं, हम प्रसन्न होने के साथ-साथ लक्ष्य की ओर केंद्रित होते हैं।

## संबंधों में सुधार करे

योग द्वारा आपके अपने आत्मीय जनों से संबंध सुधर जाते हैं। एक मन जो चिंतामुक्त, प्रसन्न एवं संतुष्ट है, वह संबंधों को अच्छा निभाता है। योग और ध्यान मन को प्रसन्नता और शांति देते हैं। आत्मीयजनों से सुंदर संबंध बनाने की क्षमता प्रदान करते हैं।

## अंतर्ज्ञान बेहतर करे

योग तथा ध्यान आपके अंतर्ज्ञान की शक्ति को सुधारते हैं, जिससे आपको यह पता चलता है कि क्या, कब और कैसे करना है, जिससे आपको सकारात्मक परिणाम मिलें। अत: योग का लगातार अभ्यास करें। आप जितना अधिक गहरा अभ्यास करते हैं, उतना ही अधिक आपको लाभ मिलता है।

## आध्यात्मिक लाभ दे

योगाभ्यास एक प्रकार की साधना पद्धति है। योग केवल शरीर के लिए ही नहीं, अपितु आपकी आध्यात्मिक शक्ति को भी जागृत करने में सहायक होता है। प्रतिदिन योगाभ्यास करने से आध्यात्मिक लाभ प्राप्त होते हैं। योग के लाभ को प्राप्त करने के लिए आपको किसी अच्छे योगगुरु की शरण में जाना चाहिए।

## वृद्धावस्था में भी रखें स्वस्थ

योग का निरंतर अभ्यास आपको बढ़ती हुई आयु में होने वाली समस्याओं तथा गंभीर बीमारियों से दूर रखता है। योग के नियमित अभ्यास से आप वृद्धावस्था में भी स्वस्थ एवं निरोग रह सकते हैं।

## योग एक बेहतर व्यायाम है

जिम में व्यायाम करने से शरीर केवल सुडौल बनता है, जबकि योग आपके शरीर का संपूर्ण विकास करता है। यहां तक की जिम में बनाए गए शरीर को और भी अधिक सशक्त बनाता है। नियमित योग करने से आपके शरीर की हड्डियां मजबूत एवं मांसपेशियां सख्त रहती हैं। योग के लाभ से हमारे शरीर के उठने-बैठने एवं खड़े होने आदि सभी क्रियाओं में सुधार होता है।

❖

# किस रोग में कौन सा आसन करें?

योग एक वैज्ञानिक पद्धति है, परंतु इसका लाभ उठाने के लिए हमें न केवल आसनों का ज्ञान होना चाहिए, बल्कि उन्हें किस रोग में, कैसे, कितना व किन सावधानियों के साथ किया जाना चाहिए, इस बात की भी जानकारी होनी चाहिए। उम्र, अवस्था एवं रोग के अनुसार योग हमारे जीवन में मानसिक शांति के साथ-साथ शारीरिक सुख भी लाता है। कौन-सा आसन हमें किस रोग से मुक्त करता है, क्या है इनके करने की सही विधि, कौन-सी हैं इनसे जुड़ी सावधानियां तथा क्या हैं इसके लाभ? आइए जानते हैं। आपकी सुविधा के लिए रोगों से जुड़े योगासनों की सूची, संबंधित आसनों सहित, पृष्ठ संख्या के साथ नीचे दी हुई है।

## फेफड़ों के रोग के लिए योगासन

सर्वांगासन (देखें पृष्ठ 74)
पद्मासन (देखें पृष्ठ 78)
सूर्य नमस्कार (देखें पृष्ठ  59)
वीरासन (देखें पृष्ठ 83)
चक्रासन (देखें पृष्ठ 84)
धनुरासन (देखें पृष्ठ 73)

कुंभक या श्वास रोकना (देखें पृष्ठ 44)
रेचक या सांस छोड़ने की क्रिया (देखें पृष्ठ 42)
भस्त्रिका प्राणायाम (देखें पृष्ठ 45)
कपालभाति (देखें पृष्ठ 47)
अनुलोम-विलोम प्राणायाम (देखें पृष्ठ 42)
भुजंगासन (देखें पृष्ठ 68)
त्रिकोणासन (देखें पृष्ठ 67)
नौकासन (देखें पृष्ठ 65)
गोमुखासन (देखें पृष्ठ 86)
अर्धमत्स्येंद्रासन (देखें पृष्ठ 90)

## सीने या छाती रोग के लिए योगासन

मार्जरी आसन (देखें पृष्ठ 92)
भुजंगासन (देखें पृष्ठ 68)
त्रिकोण आसन (देखें पृष्ठ 67)
धनुरासन (देखें पृष्ठ 73)
गौमुख आसन (देखें पृष्ठ 86)
पश्चिमोत्तानासन (देखें पृष्ठ 115)
अर्धमत्स्येंद्रासन (देखें पृष्ठ 90)
चक्रासन (देखें पृष्ठ 84)
नटराजासन (देखें पृष्ठ 94)
उज्जायी तथा नाड़ी-शोधन प्राणायाम (देखें पृष्ठ 42)
योगनिद्रा (देखें पृष्ठ 97)
सूर्य नमस्कार (देखें पृष्ठ 59)
शीर्षासन (देखें पृष्ठ 99)
भुजंगासन (देखें पृष्ठ 68)
धनुरासन (देखें पृष्ठ 73)
पद्मासन (देखें पृष्ठ 78)

## दमा (अस्थमा), श्वास संबंधी बीमारियों हेतु योगासन

मत्स्यासन (देखें पृष्ठ 88)
भुजंगासन (देखें पृष्ठ 68)

अर्धमत्स्येंद्रासन (देखें पृष्ठ 90)
नाड़ी-शोधन प्राणायाम (देखें पृष्ठ 42)
कपालभाति प्राणायाम (देखें पृष्ठ 47)
पवनमुक्तासन (देखें पृष्ठ 102)
सेतुबंधासन (देखें पृष्ठ 66)
अधोमुख श्वानासन (देखें पृष्ठ 106)
तितली आसन (देखें पृष्ठ 69)
पूर्वोत्तानासन (देखें पृष्ठ 117)
श्वान आसन (देखें पृष्ठ 104)
शीर्षासन (देखें पृष्ठ 99)
सर्वांगासन (देखें पृष्ठ 74)
शलभासन (देखें पृष्ठ 109)
धनुरासन (देखें पृष्ठ 73)
वीरासन (देखें पृष्ठ 83)
उष्ट्रासन (देखें पृष्ठ 124)
पश्चिमोत्तानासन (देखें पृष्ठ 115)
सुप्त वीरासन (देखें पृष्ठ 83)
उड्डियान बंध (देखें पृष्ठ 139)
शव आसन (देखें पृष्ठ 96)
नाड़ी-शोधन प्राणायाम (देखें पृष्ठ 42)
सूर्यभेदन प्राणायाम (देखें पृष्ठ 51)

## गले की समस्या के लिए योगासन

मत्स्यासन (देखें पृष्ठ 88)
सिंहासन (देखें पृष्ठ 112)
सुप्त वज्रासन (देखें पृष्ठ 81)
सर्वांगासन (देखें पृष्ठ 74)

## खांसी के लिए योगासन

शीर्षासन (देखें पृष्ठ 99)
सर्वांगासन (देखें पृष्ठ 74)

पश्चिमोत्तानासन (देखें पृष्ठ 115)
अर्ध मत्स्येंद्रासन (देखें पृष्ठ 90)
सूर्य नमस्कार (देखें पृष्ठ 59)
हस्तपादासन (देखें पृष्ठ 129)
मत्स्यासन (देखें पृष्ठ 88)
शव आसन (देखें पृष्ठ 96)
नाड़ी-शोधन प्राणायाम (देखें पृष्ठ 42)
अनुलोम-विलोम प्राणायाम (देखें पृष्ठ 42)
कपालभाति प्राणायाम (देखें पृष्ठ 47)

## हृदय रोग के लिए योगासन

शव आसन (देखें पृष्ठ 96)
योगनिद्रा (देखें पृष्ठ 97)
सुखासन (देखें पृष्ठ 76)
ताड़ासन (देखें पृष्ठ 120)
कटिचक्रासन (देखें पृष्ठ 85)
उत्तानपादासन (देखें पृष्ठ 118)
नौकासन (देखें पृष्ठ 65)
पवनमुक्तासन (देखें पृष्ठ 102)
अनुलोम-विलोम भ्रामरी प्राणायाम (देखें पृष्ठ 42)
नाड़ी-शोधन भ्रामरी प्राणायाम (देखें पृष्ठ 42)
उज्जायी प्राणायाम (देखें पृष्ठ 48)
भ्रामरी प्राणायाम (देखें पृष्ठ 54)

## हाई ब्लड प्रेशर (उच्च रक्तचाप) के लिए योगासन

पश्चिमोत्तानासन (देखें पृष्ठ 115)
बालासन (देखें पृष्ठ 61)
सेतुबंधासन (देखें पृष्ठ 66)
सिद्धासन (देखें पृष्ठ 121)

पवनमुक्तासन (देखें पृष्ठ 102)
योगनिद्रा (देखें पृष्ठ 97)
शव आसन (देखें पृष्ठ 96)
हस्तपदासन (देखें पृष्ठ 129)
अधोमुख शवान आसन (देखें पृष्ठ 106)
तितली आसन (देखें पृष्ठ 69)
जानुशीर्षासन (देखें पृष्ठ 101)
वीरभद्रासन (देखें पृष्ठ 64)
सुखासन (देखें पृष्ठ 76)
सुप्त वज्रासन (देखें पृष्ठ 81)
शीतली प्राणायाम (देखें पृष्ठ 55)
पवनमुक्तासन (देखें पृष्ठ 102)
भ्रामरी प्राणायाम (देखें पृष्ठ 54)
शीतकारी प्राणायाम (देखें पृष्ठ 57)
सूर्य और चंद्रभेदन (देखें पृष्ठ 51-52)
अनुलोम-विलोम (देखें पृष्ठ 42)
कपालभाति (देखें पृष्ठ 47)

## लो ब्लड प्रेशर (निम्न रक्तचाप) के लिए योगासन

शशांकासन (देखें पृष्ठ 72)
शीर्षासन (देखें पृष्ठ 99)
हलासन (देखें पृष्ठ 113)
कर्ण पीड़ासन (देखें पृष्ठ 133)
वीरासन (देखें पृष्ठ 83)
सूर्य नमस्कार (देखें पृष्ठ 59)
सर्वांगासन (देखें पृष्ठ 74)
मत्स्यासन (देखें पृष्ठ 88)
उष्ट्रासन (देखें पृष्ठ 124)
बालासन (देखें पृष्ठ 61)
मूर्धासन (देखें पृष्ठ 148)

नाड़ी-शोधन प्राणायाम (देखें पृष्ठ 42)
कपालभाति प्राणायाम (देखें पृष्ठ 47)
भस्त्रिका प्राणायाम (देखें पृष्ठ 45)
सूर्यभेदन प्राणायाम (देखें पृष्ठ 51)

## सिरदर्द और माइग्रेन के लिए योगासन

मार्जरी आसन (देखें पृष्ठ 92)
शीर्षासन (देखें पृष्ठ 99)
हलासन (देखें पृष्ठ 113)
सर्वांगासन (देखें पृष्ठ 74)
पवनमुक्तासन (देखें पृष्ठ 102)
पश्चिमोत्तासन (देखें पृष्ठ 115)
वज्रासन (देखें पृष्ठ 79)
सिद्धासन (देखें पृष्ठ 121)
वीरासन (देखें पृष्ठ 83)
शव आसन (देखें पृष्ठ 96)
योगनिद्रा (देखें पृष्ठ 97)
पद्मासन (देखें पृष्ठ 78)
बालासन (देखें पृष्ठ 61)
सेतुबंधासन (देखें पृष्ठ 66)
शशांकासन (देखें पृष्ठ 72)
हस्तपादासन (देखें पृष्ठ 129)
वृक्षासन (देखें पृष्ठ 141)
गरुड़ासन (देखें पृष्ठ 149)
सूर्य नमस्कार (देखें पृष्ठ 59)
उद्गीथ प्राणायाम (देखें पृष्ठ 160)
भुजंगासन (देखें पृष्ठ 68)
मर्कटासन (देखें पृष्ठ 132)
अनुलोम-विलोम (देखें पृष्ठ 42)
भ्रामरी प्राणायाम (देखें पृष्ठ 54)
बिना कुंभक के नाड़ी-शोधन प्राणायाम (देखें पृष्ठ 42)

## याददाश्त बढ़ाने के लिए योगासन

शीर्षासन (देखें पृष्ठ 99)
पश्चिमोत्तानासन (देखें पृष्ठ 115)
हस्तपादासन (देखें पृष्ठ 129)
शव आसन (देखें पृष्ठ 96)
योगनिद्रा (देखें पृष्ठ 97)
सिंहासन (देखें पृष्ठ 112)
वज्रासन (देखें पृष्ठ 79)
सर्वांगासन (देखें पृष्ठ 74)
हलासन (देखें पृष्ठ 113)
ताड़ासन (देखें पृष्ठ 120)
तितली आसन (देखें पृष्ठ 69)
सूर्य नमस्कार (देखें पृष्ठ 59)
नाड़ी-शोधन प्राणायाम (देखें पृष्ठ 42)
सूर्यभेदन प्राणायाम (देखें पृष्ठ 51)
भस्त्रिका प्राणायाम (देखें पृष्ठ 45)
भ्रामरी प्राणायाम (देखें पृष्ठ 54)

## अनिद्रा, चिंता, तनाव और डिप्रेशन के लिए योगासन

सूर्य नमस्कार (देखें पृष्ठ 59)
सर्वांगासन (देखें पृष्ठ 74)
कूर्मासन (देखें पृष्ठ 137)
शशांकासन (देखें पृष्ठ 72)
नाड़ी-शोधन (देखें पृष्ठ 42)
सुखासन (देखें पृष्ठ 76)
बालासन (देखें पृष्ठ 61)
पश्चिमोत्तानासन (देखें पृष्ठ 115)
जानुशीर्षासन (देखें पृष्ठ 101)
मर्कटासन (देखें पृष्ठ 132)
शव आसन (देखें पृष्ठ 96)

मार्जरी आसन (देखें पृष्ठ 92)
धनुरासन (देखें पृष्ठ 73)
मत्स्यासन (देखें पृष्ठ 88)
सेतुबंधासन (देखें पृष्ठ 66)
हस्तपादासन (देखें पृष्ठ 129)
अधोमुख श्वानासन (देखें पृष्ठ 106)
शीर्षासन (देखें पृष्ठ 99)
सूर्यभेदन प्राणायाम (देखें पृष्ठ 51)
भ्रामरी प्राणायाम (देखें पृष्ठ 54)
अनुलोम विलोम प्राणायाम (देखें पृष्ठ 42)
शीतली प्राणायाम (देखें पृष्ठ 55)
कपालभाति प्राणायाम (देखें पृष्ठ 47)

## आलस्य को भगाने के लिए योगासन

शीर्षासन (देखें पृष्ठ 99)
सर्वांगासन (देखें पृष्ठ 74)
पश्चिमोत्तानासन (देखें पृष्ठ 115)
हस्तपादासन (देखें पृष्ठ 129)
बिना कुंभक के नाड़ी-शोधन प्राणायाम (देखें पृष्ठ 42)

## मिर्गी के लिए योगासन

महामुद्रासन (देखें पृष्ठ 143)
पश्चिमोत्तानासन (देखें पृष्ठ 115)
शशांकासन (देखें पृष्ठ 72)
भुजंगासन (देखें पृष्ठ 68)
योगनिद्रा (देखें पृष्ठ 97)
ताड़ासन (देखें पृष्ठ 120)
नटराजासन (देखें पृष्ठ 94)
वृक्षासन (देखें पृष्ठ 141)

हस्तपादासन (देखें पृष्ठ 129)

सर्वांगासन (देखें पृष्ठ 74)

हलासन (देखें पृष्ठ 113)

पवनमुक्तासन (देखें पृष्ठ 102)

कपालभाति प्राणायाम (देखें पृष्ठ 47)

भ्रामरी प्राणायाम (देखें पृष्ठ 45)

शीतली प्राणायाम (देखें पृष्ठ 55)

## डायबिटीज (मधुमेह) के लिए योगासन

शीर्षासन (देखें पृष्ठ 99)

सूर्य नमस्कार (देखें पृष्ठ 59)

सर्वांगासन (देखें पृष्ठ 74)

महामुद्रासन (देखें पृष्ठ 143)

मत्स्येंद्रासन (देखें पृष्ठ 90)

शव आसन (देखें पृष्ठ 96)

कटिचक्रासन (लेटकर) (देखें पृष्ठ 85)

पवनमुक्तासन (देखें पृष्ठ 102)

भुजंगासन (देखें पृष्ठ 68)

धनुरासन (देखें पृष्ठ 73)

वज्रासन (देखें पृष्ठ 79)

मंडूकासन (देखें पृष्ठ 130)

उड्डियानबंध (देखें पृष्ठ 139)

कपालभाति (देखें पृष्ठ 47)

अनुलोम-विलोम नाड़ी-शोधन प्राणायाम (देखें पृष्ठ 42)

अग्निसार क्रिया (देखें पृष्ठ 162)

# जोड़ों के दर्द एवं गठिया के लिए योगासन

वीर भद्रासन (देखें पृष्ठ 64)
त्रिकोणासन (देखें पृष्ठ 67)
ताड़ासन (देखें पृष्ठ 120)
सुखासन (देखें पृष्ठ 76)
सूर्य नमस्कार (देखें पृष्ठ 59)
धनुरासन (देखें पृष्ठ 73)
सेतुबंध आसन (देखें पृष्ठ 66)
उष्ट्रासन (देखें पृष्ठ 124)
शव आसन (देखें पृष्ठ 96)
शीर्षासन (देखें पृष्ठ 99)
सर्वांगासन (देखें पृष्ठ 74)
पद्मासन (देखें पृष्ठ 78)
सिद्धासन (देखें पृष्ठ 121)
वीरासन (देखें पृष्ठ 83)
गौमुखासन (देखें पृष्ठ 86)
हस्तपादासन (देखें पृष्ठ 129)
पश्चिमोत्तानासन (देखें पृष्ठ 115)
पवनमुक्तासन (देखें पृष्ठ 102)

# कमर दर्द एवं सर्वाइकल के लिए योगासन

मकरासन (देखें पृष्ठ 126)
भुजंगासन (देखें पृष्ठ 68)
हलासन (देखें पृष्ठ 113)
अर्धमत्स्येंद्रासन (देखें पृष्ठ 90)
सुप्त वज्रासन (देखें पृष्ठ 81)
धनुरासन (देखें पृष्ठ 73)
पर्वत आसन (देखें पृष्ठ 123)
सर्वांगासन (देखें पृष्ठ 74)
शीर्षासन (देखें पृष्ठ 99)
चक्रासन (देखें पृष्ठ 84)

नाड़ी–शोधन प्राणायाम (देखें पृष्ठ 42)
कपालभाति (देखें पृष्ठ 47)
शलभासन (देखें पृष्ठ 109)
उत्तानपादासन (देखें पृष्ठ 118)
वज्रासन (देखें पृष्ठ 79)
सुप्त वज्रासन (देखें पृष्ठ 81)
गौमुखासन (देखें पृष्ठ 86)
ताड़ासन (देखें पृष्ठ 120)
उत्कटासन (देखें पृष्ठ 136)
मकरासन (देखें पृष्ठ 126)

## गर्दन में दर्द के लिए योगासन

पद्मासन (देखें पृष्ठ 78)
ताड़ासन (देखें पृष्ठ 120)
मकरासन (देखें पृष्ठ 126)
मार्जरी आसन (देखें पृष्ठ 92)
कटिचक्रासन (देखें पृष्ठ 85)
पवन मुक्तासन (देखें पृष्ठ 102)
हलासन (देखें पृष्ठ 113)
अर्धमत्स्येंद्रासन (देखें पृष्ठ 90)

## मोटापा दूर करने के लिए योगासन

सूर्य नमस्कार (देखें पृष्ठ 59)
बालासन (देखें पृष्ठ 61)
वीरभद्रासन (देखें पृष्ठ 64)
त्रिकोणासन (देखें पृष्ठ 67)
सेतुबंधासन (देखें पृष्ठ 66)
भुजंगासन (देखें पृष्ठ 68)
पश्चिमोत्तानासन (देखें पृष्ठ 115)
नौकासन (देखें पृष्ठ 65)
वक्रासन (देखें पृष्ठ 71)

शशांकासन (देखें पृष्ठ 72)
धनुरासन (देखें पृष्ठ 73)
शीर्षासन (देखें पृष्ठ 99)
सर्वांगासन (देखें पृष्ठ 74)
हलासन (देखें पृष्ठ 113)
पवनमुक्तासन (देखें पृष्ठ 102)
वज्रासन (देखें पृष्ठ 79)
मंडूकासन (देखें पृष्ठ 130)
उष्ट्रासन (देखें पृष्ठ 124)
चक्रासन (देखें पृष्ठ 84)
उत्तानपादासन (देखें पृष्ठ 118)
सर्वांगासन (देखें पृष्ठ 74)
धनुरासन (देखें पृष्ठ 73)
भुजंगासन (देखें पृष्ठ 68)
कटिचक्रासन (देखें पृष्ठ 85)
कोणासन (देखें पृष्ठ 135)
पद्मासन (देखें पृष्ठ 78)
शलभासन (देखें पृष्ठ 109)
हस्तपादासन (देखें पृष्ठ 129)
कपालभाति प्राणायाम (देखें पृष्ठ 47)
भस्त्रिका प्राणायाम (देखें पृष्ठ 45)

## कमर और पेट की चर्बी घटाने वाले आसन

कटिचक्रासन (देखें पृष्ठ 85)
तोलांगुलासन (देखें पृष्ठ 150)
वृक्षासन (देखें पृष्ठ 141)
ताड़ासन (देखें पृष्ठ 120)
त्रिकोणासन (देखें पृष्ठ 67)

हस्तपादासन (देखें पृष्ठ 129)

वीरभद्रासन (देखें पृष्ठ 64)

## पेट में दर्द के लिए योगासन

सूर्य नमस्कार (देखें पृष्ठ 59)

नौकासन (देखें पृष्ठ 65)

शीर्षासन (देखें पृष्ठ 99)

सर्वांगसन (देखें पृष्ठ 74)

हलासन (देखें पृष्ठ 113)

हस्तपादासन (देखें पृष्ठ 129)

वीरासन (देखें पृष्ठ 83)

सुप्त वीरासन (देखें पृष्ठ 81)

वज्रासन (देखें पृष्ठ 79)

पवनमुक्तासन (देखें पृष्ठ 102)

अर्धमत्स्येंद्रासन (देखें पृष्ठ 90)

वक्रासन (देखें पृष्ठ 71)

धनुरासन (देखें पृष्ठ 73)

भुजंगासन (देखें पृष्ठ 68)

## पेट के अल्सर के लिए योगासन

वज्रासन (देखें पृष्ठ 79)

मयूरासन (देखें पृष्ठ 127)

नौकासन (देखें पृष्ठ 65)

हस्तपादासन (देखें पृष्ठ 129)

पादांगुष्ठासन (देखें पृष्ठ 142)

शलभासन (देखें पृष्ठ 109)

## कब्ज, गैस एवं अजीर्ण इत्यादि के लिए योगासन

शीर्षासन (देखें पृष्ठ 99)
सर्वांगासन (देखें पृष्ठ 74)
नौकासन (देखें पृष्ठ 65)
पश्चिमोत्तानासन (देखें पृष्ठ 115)
भुजंगासन (देखें पृष्ठ 68)
सुप्तवज्रासन (देखें पृष्ठ 81)
मयूरासन (देखें पृष्ठ 127)
धनुरासन (देखें पृष्ठ 73)
मत्स्यासन (देखें पृष्ठ 88)
कूर्मासन (देखें पृष्ठ 137)
चक्रासन (देखें पृष्ठ 84)
पद्मासन (देखें पृष्ठ 78)
पवनमुक्तासन (देखें पृष्ठ 102)
त्रिकोणासन (देखें पृष्ठ 67)
महामुद्रासन (देखें पृष्ठ 143)
शलभासन (देखें पृष्ठ 109)
अर्धचंद्रासन (देखें पृष्ठ 151)
शशांकासन (देखें पृष्ठ 72)
पादांगुष्ठासन (देखें पृष्ठ 142)
शंखप्रक्षालन (देखें पृष्ठ 163)
वज्रासन(देखें पृष्ठ 79)

## दस्त की समस्या के लिए योगासन

शीर्षासन (देखें पृष्ठ 99)
सर्वांगासन (देखें पृष्ठ 74)
जानुशीर्षासन (देखें पृष्ठ 101)
बिना कुंभक के नाड़ी-शोधन प्राणायाम (देखें पृष्ठ 42)

# किडनी (गुर्दा) रोग के लिए योगासन

सूर्य नमस्कार (देखें पृष्ठ 59)
सर्वांगासन (देखें पृष्ठ 74)
शीर्षासन एवं उसका समूह (देखें पृष्ठ 99)
हलासन (देखें पृष्ठ 113)
पश्चिमोत्तानासन (देखें पृष्ठ 115)
कपोतासन (देखें पृष्ठ 153)
उष्ट्रासन (देखें पृष्ठ 124)
शलभासन (देखें पृष्ठ 109)
धनुरासन (देखें पृष्ठ 73)
नौकासन (देखें पृष्ठ 65)
मत्स्येंद्रासन (देखें पृष्ठ 90)
भुजंगासन (देखें पृष्ठ 68)

# पथरी रोग के लिए योगासन

मत्स्यासन (देखें पृष्ठ 88)
तोलांगुलासन (देखें पृष्ठ 150)
वज्रासन (देखें पृष्ठ 79)
उष्ट्रासन (देखें पृष्ठ 124)
उत्तानपादासन (देखें पृष्ठ 118)
पवनमुक्तासन (देखें पृष्ठ 102)
बालासन (देखें पृष्ठ 61)
भुजंगासन (देखें पृष्ठ 68)
पश्चिमोत्तानासन (देखें पृष्ठ 115)

# आंत के अल्सर के लिए योगासन

शीर्षासन (देखें पृष्ठ 99)
सर्वांगासन (देखें पृष्ठ 74)
पश्चिमोत्तानासन (देखें पृष्ठ 115)

योगनिद्रा (देखें पृष्ठ 97)
मत्स्यासन (देखें पृष्ठ 88)
पवनमुक्तासन (देखें पृष्ठ 102)
उज्जायी प्राणायाम (देखें पृष्ठ 48)
शीतली प्राणायाम (देखें पृष्ठ 55)
नाड़ी-शोधन प्राणायाम (देखें पृष्ठ 42)
अर्धमत्स्येंद्रासन (देखें पृष्ठ 90)
सेतुबंधासन (देखें पृष्ठ 66)
बालासन (देखें पृष्ठ 61)

## नपुंसकता दूर करने के लिए योगासन

शीर्षासन (देखें पृष्ठ 99)
सर्वांगासन (देखें पृष्ठ 74)
अर्धमत्स्येंद्रासन (देखें पृष्ठ 90)
पश्चिमोत्तानासन (देखें पृष्ठ 115)
हस्तपादासन (देखें पृष्ठ 129)
तितली आसन (देखें पृष्ठ 69)
जानुशीर्षासन (देखें पृष्ठ 101)
धनुरासन (देखें पृष्ठ 73)
कुंभकासन (देखें पृष्ठ 154)
नौकासन (देखें पृष्ठ 65)
उड्डियान बंध (देखें पृष्ठ 139)
कपालभाति प्राणायाम (देखें पृष्ठ 43)
अनुलोम-विलोम प्राणायाम (देखें पृष्ठ 42)
नाड़ी-शोधन प्राणायाम (देखें पृष्ठ 42)

## सेक्स लाइफ में सुधार के लिए योगासन

सूर्य नमस्कार (देखें पृष्ठ 59)
पद्मासन (देखें पृष्ठ 78)
हलासन (देखें पृष्ठ 113)
सर्वांगासन (देखें पृष्ठ 74)

धनुरासन (देखें पृष्ठ 73)
भद्रासन (देखें पृष्ठ 62)
भुजंगासन (देखें पृष्ठ 68)
तितली आसन (देखें पृष्ठ 69)
हलासन (देखें पृष्ठ 113)
उष्ट्रासन (देखें पृष्ठ 124)

## स्वप्नदोष से छुटकारे के लिए योगासन

शीर्षासन (देखें पृष्ठ 99)
सर्वांगासन (देखें पृष्ठ 74)
पश्चिमोत्तानासन (देखें पृष्ठ 115)
वज्रासन (देखें पृष्ठ 79)
नाड़ी-शोधन प्राणायाम (देखें पृष्ठ 42)

## हर्निया के लिए योगासन

शीर्षासन (देखें पृष्ठ 99)
सर्वांगासन (देखें पृष्ठ 74)
नौकासन (देखें पृष्ठ 65)
मूलबंध (देखें पृष्ठ 165)
अश्विन मुद्रा (देखें पृष्ठ 166)
कटिचक्रासन (देखें पृष्ठ 85)
शशांकासन (देखें पृष्ठ 72)
पश्मिोत्तानासन (देखें पृष्ठ 115)
गोमुखासन (देखें पृष्ठ 86)
वज्रासन (देखें पृष्ठ 79)
उत्तानपादासन (देखें पृष्ठ 118)
पवनमुक्तासन (देखें पृष्ठ 102)

## अंडकोष वृद्धि के लिए योगासन

शीर्षासन (देखें पृष्ठ 99)
सर्वांगसन (देखें पृष्ठ 74)
वज्रासन (देखें पृष्ठ 79)
गोमुखासन (देखें पृष्ठ 86)
गरुड़ासन (देखें पृष्ठ 149)
पश्चिमोत्तासन (देखें पृष्ठ 115)
ब्रह्मचर्यासन (देखें पृष्ठ 155)
वातायनासन (देखें पृष्ठ 157)

## गुदा संबंधी रोगों के लिए योगासन

शीर्षासन (देखें पृष्ठ 99)
हलासन (देखें पृष्ठ 113)
सिंहासन (देखें पृष्ठ 112)
शलभासन (देखें पृष्ठ 109)
धनुरासन (देखें पृष्ठ 73)
मलासन (देखें पृष्ठ 158)
बालासन (देखें पृष्ठ 61)
पवनमुक्तासन (देखें पृष्ठ 102)
सर्वांगासन (देखें पृष्ठ 74)
मत्स्यासन (देखें पृष्ठ 88)
अर्धमत्स्येंद्रासन (देखें पृष्ठ 90)
कपालभाति प्राणायाम (देखें पृष्ठ 47)
भस्त्रिका प्राणायाम (देखें पृष्ठ 45)
नाड़ी-शोधन प्राणायाम (देखें पृष्ठ 42)

## मूत्र संबंधी रोगों के लिए योगासन

शीर्षासन तथा उसका समूह (देखें पृष्ठ 99)
हलासन (देखें पृष्ठ 113)
शलभासन (देखें पृष्ठ 109)
हस्तपादासन (देखें पृष्ठ 129)

नौकासन (देखें पृष्ठ 65)
सुप्तवज्रासन (देखें पृष्ठ 81)
तितली आसन (देखें पृष्ठ 69)
धनुरासन (देखें पृष्ठ 73)
जानुशीर्षासन (देखें पृष्ठ 101)
सर्वांगासन (देखें पृष्ठ 74)
कपोत आसन (देखें पृष्ठ 153)
पवनमुक्तासन (देखें पृष्ठ 102)
मंडूकासन (देखें पृष्ठ 130)
अर्धमत्स्येंद्रासन (देखें पृष्ठ 90)
नाड़ी-शोधन (देखें पृष्ठ 42)

## मासिक धर्म में अनियमितता के लिए योगासन

सर्वांगासन (देखें पृष्ठ 74)
भुजंगासन (देखें पृष्ठ 68)
वीरासन (देखें पृष्ठ 83)
वज्रासन (देखें पृष्ठ 79)
शशांकासन (देखें पृष्ठ 72)
मार्जरी आसन (देखें पृष्ठ 92)
योगनिद्रा (देखें पृष्ठ 97)
नाड़ी-शोधन प्राणायाम (देखें पृष्ठ 42)
तितली आसन (देखें पृष्ठ 69)
जानुशीर्षासन (देखें पृष्ठ 101)
पश्चिमोत्तानासन (देखें पृष्ठ 115)
पवनमुक्तासन (देखें पृष्ठ 102)
धनुरासन (देखें पृष्ठ 73)
मत्स्यासन (देखें पृष्ठ 88)
बालासन (देखें पृष्ठ 61)
ताड़ासन (देखें पृष्ठ 120)
त्रिकोणासन (देखें पृष्ठ 67)

हस्तपादासन (देखें पृष्ठ 129)
नाड़ी-शोधन प्राणायाम (देखें पृष्ठ 42)
वक्रासन (देखें पृष्ठ 71)
भुजंगासन (देखें पृष्ठ 68)
अर्धशलभासन (देखें पृष्ठ 110)
उष्ट्रासन (देखें पृष्ठ 124)

## गर्भावस्था में किए जाने वाले योगासन

पवनमुक्तासन (देखें पृष्ठ 102)
तितली आसन (देखें पृष्ठ 69)
उष्ट्रासन (देखें पृष्ठ 124)
पर्वतासन (देखें पृष्ठ 123)
शव आसन (देखें पृष्ठ 96)
सुखासन (देखें पृष्ठ 76)
मार्जरी आसन (देखें पृष्ठ 92)
वज्रासन (देखें पृष्ठ 79)
ताड़ासन (देखें पृष्ठ 120)
कोणासन (देखें पृष्ठ 135)
त्रिकोणानासन (देखें पृष्ठ 67)
वीरभद्रासन (देखें पृष्ठ 64)
पश्चिमोत्तानासन (देखें पृष्ठ 115)
विपरीतकर्णी (देखें पृष्ठ 169)
कुम्भक के प्राणायाम (देखें पृष्ठ 44)
अनुलोम-विलोम (देखें पृष्ठ 42)

## बांझपन के लिए योगासन

सर्वांगासन (देखें पृष्ठ 74)
हलासन (देखें पृष्ठ 113)
पश्चिमोत्तानासन (देखें पृष्ठ 115)
पद्मासन (देखें पृष्ठ 78)
सिद्धासन (देखें पृष्ठ 121)

चक्रासन (देखें पृष्ठ 84)

गरुड़ासन (देखें पृष्ठ 149)

बालासन (देखें पृष्ठ 61)

पश्चिमोत्तानासन (देखें पृष्ठ 115)

सेतुबंधासन (देखें पृष्ठ 66)

नाड़ी-शोधन प्राणायाम (देखें पृष्ठ 42)

कपालभाति प्राणायाम (देखें पृष्ठ 47)

## लंबाई बढ़ाने के लिए योगासन

ताड़ासन (देखें पृष्ठ 120)

सूर्य नमस्कार (देखें पृष्ठ 59)

धनुरासन (देखें पृष्ठ 73)

हलासन (देखें पृष्ठ 113)

पश्चिमोत्तानासन (देखें पृष्ठ 115)

वृक्षासन (देखें पृष्ठ 141)

मार्जरी आसन (देखें पृष्ठ 92)

भुजंग आसन (देखें पृष्ठ 68)

हस्तपादासन (देखें पृष्ठ 129)

सर्वांगासन (देखें पृष्ठ 74)

त्रिकोणासन (देखें पृष्ठ 67)

## दमकती त्वचा के लिए योगासन

सूर्यनमस्कार (देखें पृष्ठ 59)

कपालभाति (देखें पृष्ठ 47)

शीर्षासन (देखें पृष्ठ 99)

हलासन (देखें पृष्ठ 113)

पश्चिमोत्तानासन (देखें पृष्ठ 115)

चक्रासन (देखें पृष्ठ 84)

धनुरासन (देखें पृष्ठ 73)
हस्तपादासन (देखें पृष्ठ 129)
सर्वांगासन (देखें पृष्ठ 74)
त्रिकोणासन (देखें पृष्ठ 67)
प्राणायाम (देखें पृष्ठ 42)

## लकवा एवं पोलियो के लिए योगासन

शलभासन (देखें पृष्ठ 109)
धनुरासन (देखें पृष्ठ 73)
मकरासन (देखें पृष्ठ 126)
भुजंगासन (देखें पृष्ठ 68)
पद्मासन (देखें पृष्ठ 78)
सिद्धासन (देखें पृष्ठ 121)
कंधरासन (देखें पृष्ठ 107)
हलासन (देखें पृष्ठ 113)
सर्वांगासन (देखें पृष्ठ 74)
शव आसन (देखें पृष्ठ 96)
पर्वतासन (देखें पृष्ठ 123)
सुखासन (देखें पृष्ठ 76)
उज्जायी प्राणायाम (देखें पृष्ठ 48)
नाड़ी-शोधन प्राणायाम (देखें पृष्ठ 42)

## खून की कमी के लिए योगासन

शीर्षासन (देखें पृष्ठ 99)
सर्वांगासन (देखें पृष्ठ 74)
पश्चिमोत्तानासन (देखें पृष्ठ 115)
सूर्य नमस्कार (देखें पृष्ठ 59)
अनुलोम-विलोम (देखें पृष्ठ 42)
शीतली प्राणायाम (देखें पृष्ठ 55)
कपालभाति प्राणायाम (देखें पृष्ठ 47)

सूर्यभेदन प्राणायाम (देखें पृष्ठ 51)
उज्जायी प्राणायाम (देखें पृष्ठ 48)
नाड़ी-शोधन प्राणायाम (देखें पृष्ठ 42)

# झड़ते बालों के लिए योगा

सर्वांगासन (देखें पृष्ठ 74)
कूर्मासन (देखें पृष्ठ 137)
उष्ट्रासन (देखें पृष्ठ 124)
पवनमुक्तासन (देखें पृष्ठ 117)
मत्स्यासन (देखें पृष्ठ 88)
अनुलोम-विलोम प्राणायम (देखें पृष्ठ 42)
अधोमुख श्वान आसन (देखें पृष्ठ 106)
पवनमुक्तासन (देखें पृष्ठ 102)
वज्रासन (देखें पृष्ठ 79)
अपानासन (देखें पृष्ठ 159)
कपालभाति प्रणायाम (देखें पृष्ठ 47)
भस्त्रिका प्राणायाम (देखें पृष्ठ 45)
नाड़ी-शोधन प्रणायाम (देखें पृष्ठ 42)
शीर्षासन (देखें पृष्ठ 99)

# आंखों के लिए आसन

शव आसन (देखें पृष्ठ 96)
अनुलोम-विलोम (देखें पृष्ठ 42)
त्राटक आसन (देखें पृष्ठ 168)
पलकें झपकाएं
हथेलियों को आपस में रगड़कर पलकों पर रखें
पुतलियों को आठ अंक के आकर में घुमाएं
गोल-गोल आंखें घुमाएं

## कान की तकलीफ

कर्ण पीड़ासन (देखें पृष्ठ 133)

## जीभ व मुंह के रोग के लिए योगासन

सिंहासन (देखें पृष्ठ 112)

❖

# क्या है प्राणायाम?

हम नहाते समय अपने बाहरी अंगों को अच्छी तरह से साफ करने की कोशिश करते हैं, लेकिन कभी आपने सोचा है कि बाहरी अंगों की तरह हमारे शरीर के भीतरी अंग भी मैले होते हैं, जिन्हें साफ करना बहुत ही जरूरी होता है। कई लोग बाहरी रूप से स्वस्थ रहने का दिखावा करते हैं, लेकिन आंतरिक रूप से वे कई तरह की स्वास्थ्य संबंधी बीमारियों से ग्रसित होते हैं। जैसे कि पेट में जलन, शरीर में ऑक्सीजन की कमी का होना, शारीरिक तेज में कमी और शरीर का भीतरी अंग साफ न होना। योग व प्राणायाम इसलिए बनाया गया है, ताकि भीतर की भी सफाई हो सके।

योग के आठ अंगों में से चौथा अंग है प्राणायाम। प्राण+आयाम से प्राणायाम शब्द बनता है। व्यक्ति जब जन्म लेता है तो गहरी श्वास लेता है और जब मरता है तो पूर्णतः श्वास छोड़ देता है। इसका अर्थ यह हुआ कि मनुष्य श्वास (वायु) की वजह से जीवित रहता है। वायु को योग में प्राण कहते हैं और आयाम के दो अर्थ हैं- प्रथम नियंत्रण या रोकना, द्वितीय विस्तार।

ऐसा कहा जाता है कि जब भी हम सांस लेते हैं तो अंदर जाने वाली वायु पांच भागों में विभक्त हो जाती है और वहीं दूसरे शब्दों में कहा जाए तो वह शरीर के भीतर पांच जगह स्थिर हो जाती है। शरीर के पांच भागों में गई वायु पांच तरह से शरीर को लाभ प्रदान करती है।

परंतु कई बार जो लोग श्वास लेते हैं, वह वायु सभी अंगों को नहीं मिल पाती है। जिस कारण आप बीमार रहते हैं। इसलिए प्राणायाम करना चाहिए, ताकि आपके पूरे शरीर को वायु मिल सके, जो शरीर के लिए बहुत जरूरी है। प्राणायाम करते या श्वास लेते समय हम तीन क्रियाएं करते हैं- 1. पूरक, 2. कुंभक, 3. रेचक।

**पूरक**-अर्थात् नियंत्रित गति से श्वास अंदर लेने की क्रिया को पूरक कहते हैं। श्वास

धीरे-धीरे या तेजी से दोनों ही तरीके से जब भीतर खींचते हैं तो उसमें लय और अनुपात का होना आवश्यक है।

**कुंभक**-अंदर ली हुई श्वास को क्षमतानुसार रोककर रखने की क्रिया को कुंभक कहते हैं। श्वास को अंदर रोकने की क्रिया को आंतरिक कुंभक और श्वास को बाहर छोड़कर पुनः नहीं लेकर कुछ देर रुकने की क्रिया को बाहरी कुंभक कहते हैं। इसमें भी लय और अनुपात का होना आवश्यक है।

**रेचक**-अंदर ली हुई श्वास को नियंत्रित गति से छोड़ने की क्रिया को रेचक कहते हैं। श्वास धीरे-धीरे या तेजी से दोनों ही तरीके से जब छोड़ते हैं तो उसमें लय और अनुपात का होना आवश्यक है।

**प्राणायाम के प्रमुख प्रकार :** 1.अनुलोम-विलोम या नाड़ी शोधन, 2.भस्त्रिका, 3.उज्जायी, 4.भ्रामरी, 5.कपालभाती, 6.केवली, 7.कुंभक, 8.दीर्घ, 9.शीतकारी, 10.शीतली, 11.मूर्च्छा, 12.सूर्यभेदन, 13.चंद्रभेदन, 14.प्रणव, 15.अग्निसार, 16.उद्गीथ, 17.नासाग्र, 18.प्लावनी, 19.शितायु आदि।

## ☞ अनुलोम-विलोम प्राणायाम या नाड़ी-शोधन

अनुलोम-विलोम एक बहुत ही महत्त्वपूर्ण प्राणायाम है। इसे सभी उम्र के लोग कर सकते हैं। इससे सांस लेने की क्रिया में सुधार आता है। इस प्राणायाम को नाड़ी शोधक प्राणायाम के नाम से भी जाना जाता है। यह एक ऐसी प्रक्रिया है, जो नाड़ियों को साफ कर सुचारु रूप से संचालित करने में मदद करती है। नाड़ी-शोधन संस्कृत के दो शब्दों नाड़ी और शोधन से मिलकर बना है। जहां नाड़ी का अर्थ चैनल या प्रवाह है और शोधन का अर्थ सफाई या शुद्धिकरण (purification) है। इसलिए नाड़ी-शोधन प्राणायाम को आमतौर पर नासिका की सफाई करने और शरीर एवं दिमाग को शुद्ध करने के लिए जाना जाता है।

अनुलोम का मतलब होता है सीधा और विलोम का मतलब होता है उल्टा। इस प्राणायाम में अनुलोम-विलोम करते समय नाक के दाएं छिद्र से सांस को खींचते हैं, और बाईं नाक के छिद्र से सांस को बाहर निकालते हैं।

अनुलोम-विलोम को दिन में प्रति 4-5 घंटे में आप एक बार कर सकते हैं। अनुलोम-विलोम प्राणायाम मनुष्य के शरीर के त्रिदोष (वात, पित्त, कफ) को संतुलित रखता है। अनुलोम विलोम में बार-बार सांस लेने और छोड़ने की प्रक्रिया को दोहराया जाता है, लेकिन इस क्रिया को करने के भी तीन चरण हैं-1.पूरक, 2. कुंभक और 3.रेचक।

1. **पूरक :** धीरे-धीरे या एक नियंत्रित गति से श्वास अंदर लेने की क्रिया को पूरक कहते हैं।
2. **कुंभक :** अंदर ली हुई श्वास को क्षमतानुसार रोककर रखने की क्रिया को कुंभक कहते हैं।
3. **रेचक :** अंदर ली हुई श्वास को धीरे-धीरे या एक नियंत्रित गति से छोड़ने की क्रिया को रेचक कहते हैं।

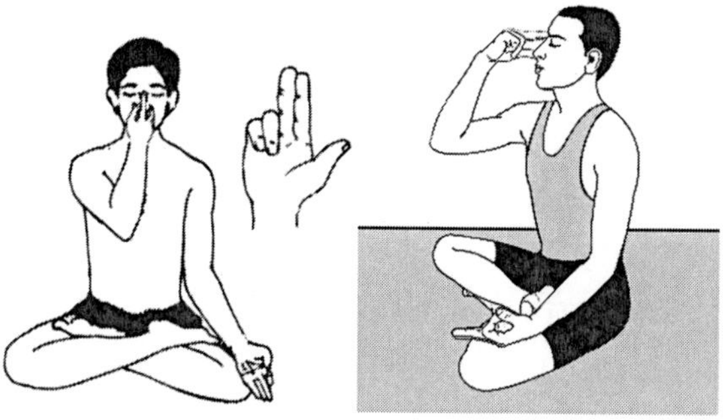

इस प्रकार इन तीनों प्रक्रियां को एक नियंत्रित गति से करना ही अनुलोम-विलोम कहलाता हैं। इसके बारे में योगाचार्यों के मत अलग-अलग हैं। योगियों के अनुसार, 1:4:2 के अनुपात में किया जाता है। इसे ही नाड़ी-शोधन प्राणायाम भी कहा जाता है।

प्रारंभ में 1:1:1 और 1:2:2 का अनुपात रखें। धीरे-धीरे आंतरिक कुंभक के अभ्यास को बढ़ाएं। फिर 1:4:2 के अनुपात में करें। अनुपात को आप सेकंड समझ सकते हैं अर्थात् 1 सेकंड तक श्वास अंदर लेना और 4 सेकंड तक रोकना और फिर 2 सेकंड तक छोड़ना।

## अनुलोम-विलोम प्राणायाम करने की विधि

- अनुलोम-विलोम प्राणायाम को करने के लिए किसी भी स्थिति जैसे-सुखासन, सिद्धासन या फिर वज्रासन में बैठें।
- उसके बाद शांति से कुछ मिनटों के लिए उस मुद्रा में रहें।
- उसके बाद अपने दाएं नथुने (Nostril) को अपने दाएं हाथ के अंगूठे से आराम से बंद करके अपने बाएं नथुने से धीरे-धीरे जितना सांस ले सकते हैं, उतना लें।
  सांस पूरी तरह से अपने छाती में भरने के बाद धीरे से अपने बाएं नथुने को अंगूठे से बंद करके धीरे-धीरे दाएं नथुने से सांस को छोड़ें।
- इसके बाद बाएं नथुने को बंद करें और दाएं नथुने से धीरे-धीरे सांस लें और बाएं नथुने से धीरे-धीरे सांस को छोड़ें।
- इस प्रक्रिया को 7-10 बार दोहराएं और प्रतिदिन 2-3 बार करें।

## अनुलोम-विलोम प्राणायाम करते समय सावधानी

- यह प्राणायाम हमेशा खाली पेट करें।
- भोजन करने के तुरंत बाद इस प्राणायाम को कभी न करें, बल्कि 4-5 घंटे का अंतराल करके सुबह-शाम खाली पेट आप इस प्राणायाम को कर सकते हैं। सांस लेते समय

मन-ही-मन मे ओउम-ओउम का जाप करते रहना चाहिए, क्योंकि इसके उच्चारण से हमारे मन पर सकारात्मक प्रभाव पड़ता है।

- शुगर, ब्लड प्रेशर और गर्भवती महिलाओं को इस प्राणायाम को करते समय सांस ज्यादा देर तक नहीं रोकनी चाहिए।

### अनुलोम-विलोम प्राणायाम से लाभ

- इससे आपके फेफड़े शक्तिशाली होते हैं।
- इसके प्रयोग से चेहरे पर कांति आती है और मुख का तेज बढ़ता है।
- इस प्राणायाम के नियमित अभ्यास से हार्ट की ब्लॉकेज से राहत मिलती है।
- पूरे शरीर में शुद्ध ऑक्सीजन की पूर्ति होती है।
- पाचन तंत्र मजबूत बनता है।
- सर्दी-जुखाम और दमा से भी बचाव होता है।
- मांसपेशियों की कार्य-प्रणाली में सुधार होता है।
- तनाव और चिंता कम होती है।
- वजन को कम करने में मददगार है।
- इसके नियमित अभ्यास से स्मरण शक्ति बढ़ती है।
- इस प्राणायाम के नियमित अभ्यास से रोग-प्रतिरोधक शक्ति बढ़ जाती है। अगर हमारी रोग-प्रतिरोधक शक्ति सही है तो हम बहुत-सी बीमारियों से बच सकते हैं।

## ☞ कुम्भक प्राणायाम

किसी भी प्रकार का प्राणायाम करते वक्त तीन क्रिया करते हैं, रेचक, पूरक और कुंभक। श्वास को अंदर रोकने की क्रिया को आंतरिक और बाहर रोकने की क्रिया को बाहरी कुंभक कहते हैं। कुंभक करते वक्त श्वास को अंदर खींचकर या बाहर छोड़कर, रोककर रखा जाता है।

1. **आंतरिक कुंभक**- इसके अंतर्गत नाक के छिद्रों से वायु को अंदर खींचकर जितनी देर तक श्वास को रोककर रखना संभव हो, रखा जाता है और फिर धीरे-धीरे श्वास को बाहर छोड़ दिया जाता है।
2. **बाहरी कुंभक**- इसके अंतर्गत वायु को बाहर छोड़कर जितनी देर तक श्वास को रोककर रखना संभव हो, रखा जाता है और फिर धीरे-धीरे श्वास को अंदर खींचा लिया जाता है।

### मात्रा या अवधि

कुंभक क्रिया का अभ्यास सुबह, दोपहर, शाम और रात को कर सकते हैं। कुंभक क्रिया का अभ्यास हर 3 घंटे के अंतर पर दिन में 8 बार किया जा सकता है।

ध्यान रहे कि कुंभक की आवृत्तियां शुरुआत में 1-2-1 की होनी चाहिए। उदाहरण के तौर पर यदि श्वास लेने में एक सेकंड लगा है, तो उसे दो सेकंड के लिए अंदर रोकें और दो सेकंड में बाहर निकालें। फिर धीरे-धीरे 1-2-2, 1-3-2, 1-4-2 और फिर अभ्यास बढ़ने पर कुंभक की अवधि और भी बढ़ाई जा सकती है। एक ओंकार उच्चारण में लगने वाले समय को एक मात्र माना जाता है। सामान्यतया एक सेकंड या पल को मात्रा कहा जाता है।

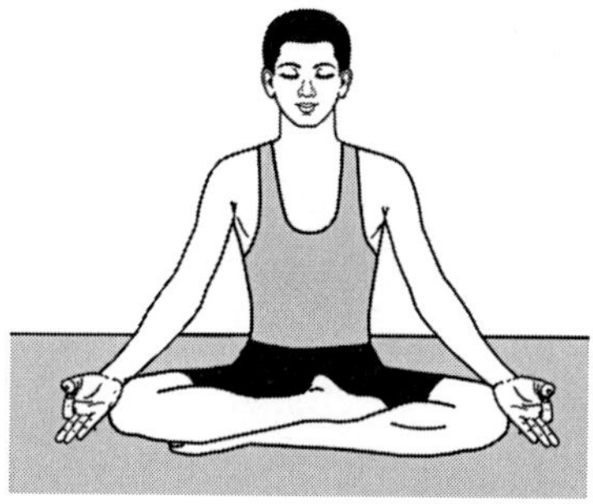

## लाभ

- कुंभक के अभ्यास से आयु की वृद्धि होती है।
- संकल्प और संयम का विकास होता है।
- भूख और प्यास पर कंट्रोल किया जा सकता है।
- इससे खून साफ होता है, फेफड़े शुद्ध-मजबूत होते हैं।
- शरीर कांतिमान बनता है। नेत्र ज्योति बढ़ती है।
- नकारात्मक चिंतन सकारात्मक बनता है तथा भय और चिंता दूर होती हैं।

## सावधानी

दमा तथा उच्च रक्तचाप के रोगी कुंभक न करें या कुंभक करने के पहले किसी योग विशेषज्ञ से सलाह ले लें।

# ☞ भस्त्रिका प्राणायाम

प्राणायाम के विभिन्न प्रकारों में से एक है, भस्त्रिका प्राणायाम। यह सांस लेने वाली एक ऐसी तकनीक है, जो शरीर में गर्मी पैदा करने के लिए जानी जाती है। भस्त्रिका योग श्वास अभ्यास में एक शक्तिशाली और ऊर्जावान प्राणायाम है। भस्त्रिका का शब्दिक अर्थ है धौंकनी अर्थात् एक ऐसा प्राणायाम, जिसमें लोहार की धौंकनी की तरह आवाज करते हुए वेगपूर्वक शुद्ध प्राणवायु को अंदर ले जाते हैं और अशुद्ध वायु को बाहर फेंकते हैं।

## विधि

- इस आसन को करने के लिए आप सबसे पहले एक योगा मैट को जमीन पर बिछाकर पद्मासन या सुखासन में बैठ जाएं।

- इसके बाद अपनी आंखों को बंद कर लें।
- अब अपनी रीढ़ की हड्डी को, गर्दन और सिर को सीधा रखें।
- अपने दोनों हाथों को सीधा करके घुटनों पर रखें और तर्जनी उंगली को अंगूठे से मिलाएं।
- कुछ देर ध्यान की मुद्रा में बैठें।
- अब एक गहरी सांस अंदर लें और फिर बलपूर्वक उसे बाहर निकालें।
  फिर से बलपूर्वक अंदर की ओर सांस लें और फिर से बलपूर्वक उसे बाहर निकालें।

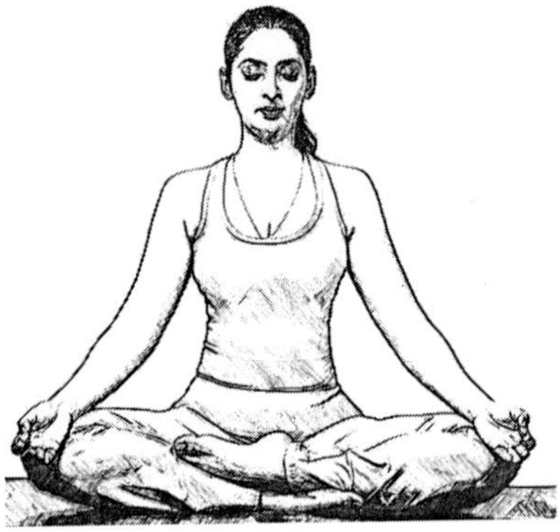

- सांस को पूरी तरह से अंदर लें, इसमें आपकी सांस लेने की गति एक धौंकनी के समान होती है।
- इस क्रिया को निरंतर करते रहें और इसे कम-से-कम 21 बार करें। उसके बाद एक लंबी सांस लें और फिर धीरे-धीरे सामान्य हो जाएं।

## लाभ

- मन और शरीर को ऊर्जा प्राप्त होती है। शरीर में फुर्ती आ जाती है।
- भस्त्रिका प्राणायाम के नित्य अभ्यास से टीबी, कैंसर, दमा और दूसरे भयानक रोगों के रोगी को स्वास्थ्य में चमत्कारिक सुधार देखने को मिलता है और फेफड़े भी मजबूत होते हैं।
- भस्त्रिका प्राणायाम का अभ्यास करने से से व्यक्ति के शरीर में ऑक्सीजन की मात्रा हमेशा संतुलित रहती है।
- मोटापे की समस्या से पीड़ित व्यक्ति को भस्त्रिका प्राणायाम के नित्य अभ्यास से शरीर पर जमी चर्बी कम करने में मदद मिलती है और वजन कम होता है।
  भस्त्रिका प्राणायाम करने से शरीर की सभी नाड़ियों की शुद्धि होती है और शरीर में रक्त-संचार प्रक्रिया में सुधार आता है।
- पाचन शक्ति मजबूत करने में भस्त्रिका प्राणायाम अभ्यास मददगार होता है।
- इस योग के अभ्यास से गले की सूजन में बहुत राहत मिलती है।

## सावधानी

- उच्च रक्तचाप, हर्निया, हृदय रोग, गर्भवती महिलाएं, अल्सर, मिर्गी, पथरी, मस्तिष्क आघात इत्यादि के रोगी इस प्राणायाम को न करें। इस प्राणायाम को करने से पहले नाक साफ कर लेना अति आवश्यक है।

- गर्मियों के मौसम में इस प्राणायाम को सिर्फ एक ही समय करना चाहिए। भस्त्रिका प्राणायाम प्रातः खुली और साफ हवा में करना चाहिए।
- भस्त्रिका प्राणायाम करते वक्त जब सांस अंदर की ओर लें, तब फेफड़े फूलने चाहिए और जब सांस बाहर छोड़ें, तब फेफड़े सिकुड़ने चाहिए। गर्मियों में इसके बाद शीतली या शीतकारी प्राणायाम करना चाहिए, ताकि शरीर ज्यादा गर्म न हो जाए।

## ☞ कपालभाति प्राणायाम

कपालभाति दो शब्दों कपाल और भाति से मिलकर बना है। जहां कपाल का मतलब माथा या सिर और भाति का मतलब प्रकाश या चमक (lighting) से है। यह एक ऐसा प्राणायाम है, जिसमें व्यक्ति को सांस खींचने और सांस छोड़ने की प्रक्रिया के बीच समन्वय बिठाना पड़ता है।

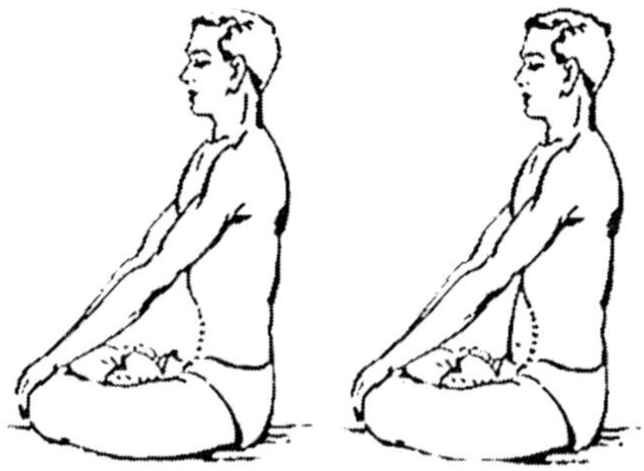

### विधि

- सबसे पहले किसी साफ और खुली जगह पर पद्मासन या सुखासन में बैठ जाएं। एक लंबी और गहरी सांस अंदर लें। अब अपनी सांसों को लगातार बाहर की ओर छोड़ें।
- ध्यान रहे आपको सांस नहीं लेनी है, सिर्फ बाहर की ओर धकेलनी है।
- सांस को बाहर छोड़ते समय पेट को अंदर की तरफ धक्का देना है। ऐसा करते समय मन में ऐसा विचार करें कि हमारे शरीर के सारे नकारात्मक तत्त्व शरीर से बाहर जा रहे हैं।
- इस हिसाब से एक मिनट में 60 बार और कुल 5 मिनट में 300 बार आप वायु (सांस) बाहर छोड़ने की क्रिया करें। (थकान महसूस होने पर बीच-बीच में रुककर विश्राम अवश्य लेते रहें)।
- प्रारंभ में एक मिनट में 20 से 25 बार लगातार सांसों को बाहर की ओर धकेलने का प्रयत्न करें।
- शुरुआती दिनों में 1 मिनट तक करने की कोशिश करें और फिर धीरे-धीरे समय बढ़ाकर 2 मिनट, 3 मिनट, 5 मिनट तक करें।

### लाभ

- यह चयापचय प्रक्रिया को बढ़ाता है और वजन कम करने में मदद करता है तथा नाड़ियों का शुद्धिकरण करता है।
- पेट की मांसपेशियों को सक्रिय करता है, जो कि मधुमेह के रोगियों के लिए अत्यंत लाभदायक है।
- कपालभाति प्रणायाम से रक्त संचार ठीक ढंग से होता है और शरीर का मेटाबॉलिज्म अच्छा होता है।
- कपालभाति प्राणायाम का सबसे शीघ्र प्रभाव आपके पाचन-तंत्र पर होता है। इस प्राणायाम से पाचन क्रिया ठीक होती है और कब्ज जैसी बीमारी भी शीघ्र दूर होने लगती है।
- मस्तिष्क और तंत्रिका तंत्र को ऊर्जान्वित करता है। मन को शांत करता है। यह आंखों के नीचे के काले घेरों को भी ठीक करता है।
- इसके नियमित अभ्यास से स्मरण शक्ति बढ़ती है और दिमाग तेज होता है।

### सावधानी

- कमर दर्द के रोगी को कपालभाति करने से पहले चिकित्सक की सलाह लेनी चाहिए।
- हृदय रोगी व्यक्ति को कपालभाति करने पर हानि हो सकती है।
- पित्त-वायु के रोगी की कपालभाति करने से परेशानी बढ़ सकती है। गर्मी के दिनों में कपालभाति दो से तीन मिनट करना ही अच्छा होता है।
- तनावग्रस्त व्यक्ति कपालभाति न करें। मन को शांत करने के बाद ही इस प्राणायाम को करें।
- पेट साफ किए बिना कपालभाति प्राणायाम नहीं करना चाहिए। भोजन के तुरंत बाद भी कपालभाति प्राणायाम नुकसान देह हो सकता है।
- उच्च रक्तचाप की बीमारी वाले व्यक्ति को यह अभ्यास अधिक गति से नहीं करना चाहिए।
- जिन लोगों को सांस संबंधी समस्या हो, उनको चिकित्सक की सलाह के बाद ही यह आसन करना चाहिए।

## ☞ उज्जयी प्राणायाम

'उज्जयी' शब्द संस्कृत के उपसर्ग 'उद्' और 'जयी' से बना है। 'उद्' का अर्थ है बंधन और 'जयी' का अर्थ है जीतना। उज्जयी प्राणायाम का अर्थ हुआ अपनी श्वास पर विजय पाना। इस प्राणायाम के माध्यम से शरीर में गर्म वायु प्रवेश करती है और दूषित हवा निकलती

है। सुबह के समय और शाम के समय खाली पेट इस प्राणायाम का अभ्यास करना अधिक फलदायी होता है। इसे खड़े होकर, बैठकर या लेटकर किसी भी ढंग से किया जा सकता है।

## विधि

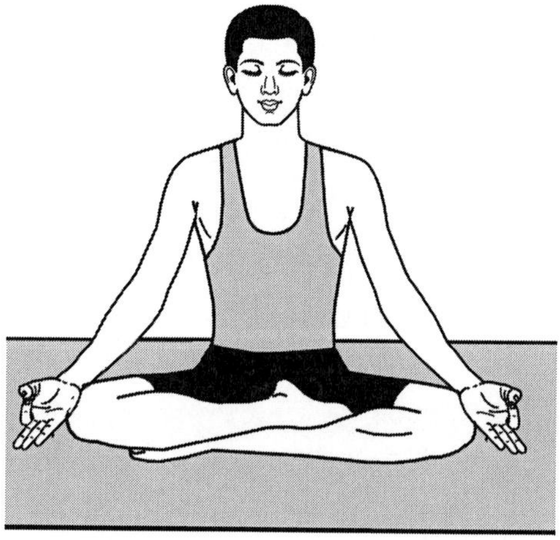

- सबसे पहले आप किसी समतल और स्वच्छ जमीन पर चटाई या आसन बिछाकर उस पर पद्मासन की अवस्था में बैठ जाएं।
- अब अपनी दोनों नासिका छिद्रों से सांस को अंदर की ओर खीचें इतना खींचे कि हवा फेफड़ों में भर जाए। सांस को धीरे-धीरे खीचें। एक साथ श्वास कभी नहीं खींचना चाहिए।
- फिर वायु को जितना हो सके अपने फेफड़ों के अंदर रोकें। अब अपनी नाक के दाएं छिद्र को बंद करके फिर नासिका के बाएं छिद्र से सांस को बहार निकालें।
- अब वायु को अंदर खींचते और बाहर छोड़ते समय कंठ को संकुचित करते हुए ध्वनि करेंगे, जैसे हल्के घर्राटों की तरह या समुद्र के पास जो एक ध्वनि आती है।
- अब इसी क्रिया को आप 10-12 मिनट तक दोहराएं।

## खड़े होकर ऐसे करें

- सबसे पहले आप सावधान की अवस्था में खड़े हो जाएं। ध्यान रहे कि आपकी दोनों एड़ी आपस में मिली हो और दोनों पंजे फैले हुए हों।
- अब अपनी जीभ को नाली की तरह बनाकर होठों के बीच से हल्का-सा बाहर निकालें।
- अब बाहर निकली हुई जीभ से अंदर की वायु को धीरे-धीरे बहार निकालें। अपनी दोनों नासिकाओं से धीरे-धीरे गहरी श्वास लें।
- अब यहां पर आपको कुंभक करना है। कुंभक का अर्थ होता है कि श्वास को जितना हो सके अंदर रोकें।
- फिर अपने शरीर को थोड़ा ढीला छोड़कर श्वास को धीरे-धीरे बाहर निकाल दें। अब इसी क्रिया को आप 10-12 बार करें।

## लेटकर ऐसे करें

- सबसे पहले किसी समतल जमीन पर दरी बिछाकर उस पर सीधे लेट जाएं।
- अपने दोनों पैरों को सटाकर रखें और अपने पूरे शरीर को ढीला छोड़ दें। अब धीरे-धीरे लंबी व गहरी श्वास लें।
- अब श्वास को जितना हो सके, उतनी देर तक अंदर रखें अर्थात् कुंभक करें।
- फिर अपने शरीर को थोड़ा ढीला छोड़कर श्वास को धीरे-धीरे बहार निकाल दें। अब इसी क्रिया को आप 15-20 बार करें।

## लाभ

- यह ध्यान केंद्रित शक्ति और सकारात्मक दृष्टिकोण को बढ़ाता है।
- इसे करने से शरीर स्वस्थ, मजबूत और चमकदार बनता है।
- कोलेस्ट्रॉल को नियंत्रित करता है।
- मोतियाबिंद और साइनस की समस्या, गठिया और माइग्रेन की समस्या में भी मदद करता है।
- यह दिल के दौरे के खतरे को कम करता है।
- थायराइड की समस्याओं को रोकता है और आवाज को मधुर बनाता है।
- यह पुरानी सर्दी, खांसी, अपच, जिगर की समस्याओं, बुखार और अन्य बीमारियों में फायदेमंद है।
- अस्थमा की समस्या और अन्य सांस की बीमारियों में यह बहुत मददगार है।
- यह कुंडलिनी शक्ति को जागृत करने में सहयोग करता है।

## सावधानी

- उज्जयी प्राणायाम उन्हें नहीं करना चाहिए जिनका थायराइड बहुत अधिक बढ़ा हुआ हो। ऐसे व्यक्ति को किसी विशेषज्ञ की निगरानी में इस प्राणायाम की प्रैक्टिस करनी चाहिए।
- निम्न रक्तचाप वाले व्यक्तियों को यह प्राणायाम नहीं करना चाहिए। उच्च रक्तचाप और हृदय रोगियों को कुंभक नहीं करना चाहिए, वे बिना कुंभक के भी इसे कर सकते हैं।
- पहले दिन 3 बार, दूसरे दिन 4 बार, तीसरे दिन 5 बार इसे करें, इससे अधिक नहीं। इस प्राणायाम का अभ्यास साफ-स्वच्छ हवा के बहाव वाले स्थान पर करें और यह प्राणायाम हमेशा खाली पेट करना चाहिए।
- इस प्राणायाम की अवधि एक साथ नहीं बढ़ानी चाहिए।
- इस प्राणायाम में सांस गले की नली को छूकर जानी चाहिए।

- सिर दर्द व चक्कर आने पर यह प्राणायाम नहीं करना चाहिए।
- ज्यादा जोर लगाकर आवाज न करें, अन्यथा गले में खराश हो जाएगी।

## ☞ सूर्य भेदन प्राणायाम

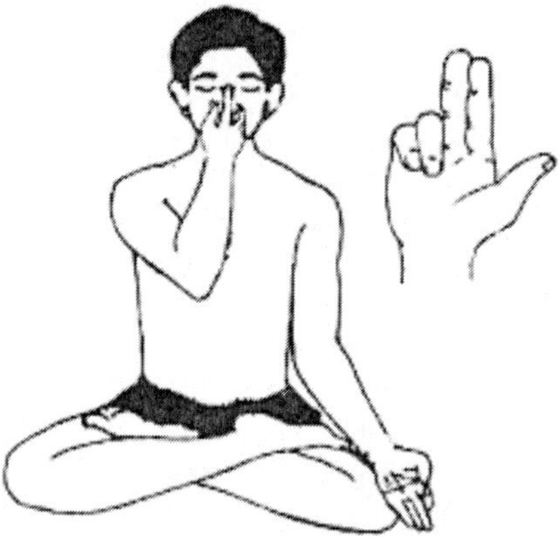

सांस लेने के लिए हमारे पास नाक में दो नथुने होते हैं। योग में इन्हें नाड़ी कहा जाता है, जिसमें दाएं नथुने को सूर्य नाड़ी कहते हैं और बाएं नथुने को चंद्र नाड़ी के रूप में जाना जाता है। सूर्य का अर्थ होता है सूरज और भेदन का अर्थ है छेदना या आर-पार होना।

हमारी दाईं नासिका सूर्य नाड़ी से जुड़ी हुई मानी जाती है, इसलिए इसे सूर्य स्वर कहते हैं। इसके नाम पर इसका नाम सूर्य-भेदन प्राणायाम पड़ा। इस प्राणायाम में श्वास लेने की प्रक्रिया दाहिनी नासिका और श्वास छोड़ने की प्रक्रिया बाईं नासिका से होती है।

### विधि

- सबसे पहले किसी समतल व शांत जगह पर दरी या चटाई बिछाकर उस पर सुखासन की स्थिति में बैठ जाएं और अपनी गर्दन, मेरुदंड और कमर को सीधा करें।
- अब अपने बाएं हाथ को अपने घुटने पर रखें और आंखें बंद कर लें।
- इसके बाद दाएं हाथ को कोहनी से मोड़कर नाक के दाईं ओर अंगूठा रखें, अनामिका व कनिष्ठा अंगुली को नाक के बाईं ओर रखें और तर्जनी व मध्यमा अंगुली को ललाट पर रखें।
- अब नाक के बाएं छिद्र को अनामिका व कनिष्ठ अंगुली से बंद करके नाक के दाएं छिद्र से गहरी सांस लें।
- अब यहां पर आपको कुंभक करना है अर्थात् जितना हो सके श्वास को अंदर रोककर रखें।
- सांस छोड़ने से पहले दोनों बंधों को खोलें और नाक के दाएं छिद्र को बंद करके बाएं छिद्र से सांस को तेजी से बाहर निकालें।
- इसी क्रिया को कम से कम 4-5 बार दोहराएं।

## लाभ

- इसका नियमित अभ्यास तनाव को मिटाता है तथा सकारात्मक विचारों का संचार करने में सहयोगी है।
- कफ के रोगों से निजात दिलाता है। सिर का दर्द, नजला-जुकाम, खांसी, दमा, साइनस, लंग्स, हृदय और पाइल्स के लिए भी यह प्राणायाम लाभदायक है।
- इसके नियमित अभ्यास से शरीर के अंदर गर्मी उत्पन्न होती है।
- आंतों को साफ करता है और यौन ऊर्जा को बढ़ाता है।

## सावधानी

- यह प्राणायाम हमेशा खाली पेट करना चाहिए।
- इस प्राणायाम की अवधि एक साथ नहीं बढ़ानी चाहिए।
- उच्च रक्तचाप एवं उष्ण प्रकृति के व्यक्तियों को इसे नहीं करना चाहिए ।
- जिन लोगों की पित्त प्रकृति है, वे भी इस प्राणायाम से दूरी बनाएं।
- यह प्राणायाम उनको भी नहीं करना चाहिए जिनको बहुत गुस्सा आता है। अत्यधिक गर्मी वाले प्रदेशों में इसे न करें।
- पूरक करते समय पेट और सीने को ज्यादा न फुलाएं। श्वास पर नियंत्रण रखकर ही पूरक क्रिया करें। पूरक-रेचक करते समय श्वास-प्रश्वास की आवाज नहीं आनी चाहिए। प्राणायाम बंद कमरे में न करें और न ही पंखे में। इस प्राणायाम का अभ्यास साफ-सुथरे वातावरण वाली जगह में ही करें।

# ☞ चंद्र-भेदन प्राणायाम

सांस लेने के लिए हमारी नाक में दो नथुने होते हैं। योग में इन्हें नाड़ी कहा जाता है, जिसमें दाएं नथुने को सूर्य नाड़ी कहते हैं और बाएं नथुने को चंद्र नाड़ी के रूप में जाना जाता है। चंद्र यानी चंद्रमा और भेद यानी प्रवेश करना या तोड़ना। इसकी सभी क्रियाएं सूर्य-भेदन प्राणायाम के ठीक विपरीत होती हैं।

## विधि

- सबसे पहले किसी समतल व शांत जगह पर दरी बिछाकर उस पर सुखासन की स्थिति में बैठ जाएं।
- अब अपनी गर्दन रीढ़ की हड्डी और कमर को सीधा करें।
- अब अपने बाएं हाथ को बाएं घुटने पर ही रखें और दाएं हाथ के अंगूठे से दाएं नाक के छेद को बंद कर दें।

- अब बाईं नाक से लंबी और गहरी सांस भरें और हाथ की अंगुलियों से बाएं नाक के छेद को भी बंद कर दें।
- अब जितना हो सके अपनी श्वास को अंदर ही रोकें।
- बाद में दाएं नथुने से धीरे-धीरे श्वास छोड़ दें।
- अब इसी क्रिया को कम-से-कम 5-10 मिनट तक करें।

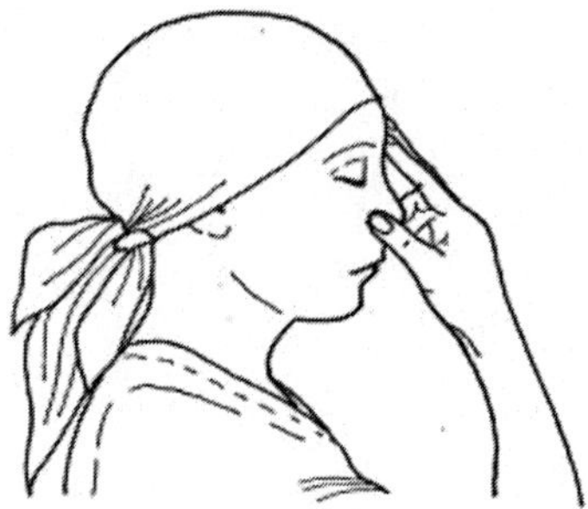

## लाभ

- पेट की गर्मी दूर होती है और शरीर में स्फूर्ति का संचार होता है।
- हृदय से संबंधित बीमारियों को दूर करने में मदद करता है।
- तनाव को कम कर मन को शांत करता है।
- मुंह के छालों व पेट में अपच की समस्या को दूर करता है।
- आंखों की समस्याएं दूर होती हैं व आंखों की रोशनी बढ़ती है।
- गर्मियों के दिनों में इस आसन को करना बहुत ही फायदेमंद होता है, क्योंकि यह ठंडक का अनुभव कराता है।
- इस प्राणायाम को करने से पित्त रोग में बहुत लाभ होता है।
- इससे चंद्र नाड़ी क्रियाशील हो जाती है। शरीर के समस्त नाड़ी मंडल में शीतलता का संचार होता है।

## सावधानी

- यह प्राणायाम हमेशा खाली पेट करना चाहिए।
- इस प्राणायाम की अवधि एक साथ नहीं बढ़ानी चाहिए।
- इस प्राणायाम का अभ्यास साफ व स्वच्छ स्थान पर ही करें।
- ठंड के दिनों में इसका अभ्यास न करें।
- दमा के रोगी व कफ प्रकृति वालों के लिए इसका अभ्यास हितकारी नहीं है।
- निम्न रक्तचाप के रोगी इस प्राणायाम को न करें।
- एक ही दिन में सूर्य-भेदन प्राणायाम और चंद्र-भेदन प्राणायाम न करें।
- हृदय रोगी योगगुरु के सान्निध्य में ही इसका अभ्यास करें।

## ☞ भ्रामरी प्राणायाम

इस प्राणायाम का नाम भारत में पाई जाने वाली बढ़ई मधुमक्खी से प्रेरित है, जिसे आम भाषा में भंवरा भी कहा जाता है। भ्रामरी संस्कृत शब्द 'भ्रमर' से आया है, जिसका अर्थ भारतीय काली मधुमक्खी है। इस प्राणायाम में सांस छोड़ने की आवाज ऐसी लगती है, जैसे भंवरे के गुंजन की आवाज होती है। इसलिए इसे भ्रामरी प्राणायाम कहते हैं।

मन को शांत करने और क्रोध को दूर करने के लिए यह उत्तम प्राणायाम है। मन की हताशा और निराशा दूर करने के लिए यह प्राणायाम बहुत ही उपयोगी है। यह प्राणायाम काफी सरल है और इसे दिन में किसी भी वक्त कहीं भी किया जा सकता है।

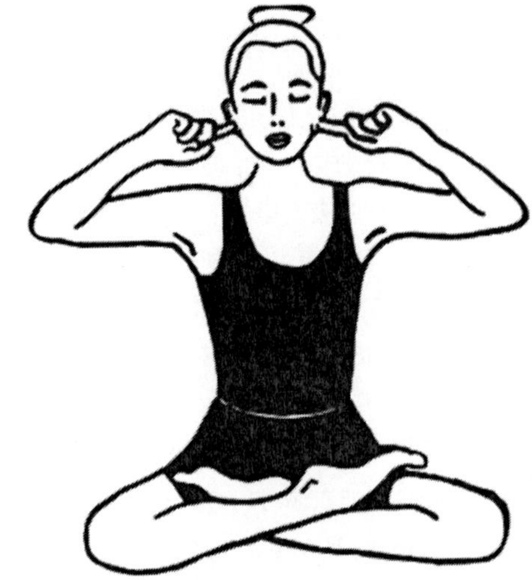

### विधि

- इस आसन को सूर्योदय और सूर्यास्त दोनों वक्त किया जा सकता है।
- पद्मासन अथवा सुखासन में बैठ जाएं। आप चाहें तो इसे कुर्सी पर बैठकर भी कर सकते हैं।
- कोशिश करें कि मन को शांत और तनावमुक्त रखें।
- अपने मेरुदंड को बिलकुल सीधा और दोनों हाथों को बगल में अपने कंधों के समानांतर फैलाएं।
- अब अपने हाथों को कोहनियों से मोड़ते हुए हाथ को कानों के समीप ले जाएं तथा दोनों हाथों की उंगली या अंगूठों के माध्यम से दोनों कानों को बंद कर लें।
- इस प्राणायाम में नाक से श्वास भरकर धीरे-धीरे गले से भ्रमर की गुंजन के साथ श्वास छोड़ना होता है, इसलिए पहले नाक से श्वास अंदर लें और फिर बाहर छोड़ें ।
- इस बात का ध्यान रहे कि श्वास बाहर छोड़ते समय कंठ से भंवरे के समान आवाज करनी है। यह आवाज पूर्ण श्वास छोड़ने तक निरंतर निकालनी है।
- ध्वनि तरंग को अपने मस्तिष्क में अनुभव करें व गुंजन करते वक्त जीभ को तालु से लगाएं। अंदर से दांतों को खुला रखें किंतु बाहर से होंठों को बंद रखें।
- गुंजन की बजाय सांस बाहर निकालते हुए 'के' उच्चारण का प्रयोग भी किया जा सकता है।

- इस अभ्यास को 5 से 10 बार तक करें।
- श्वास लेने के लिए कोई अनुपात निर्धारित नहीं है। अपने सामर्थ्य के अनुसार आप इसे कर सकते हैं, लेकिन जितनी श्वास लेते बने उतनी ही लें, अनावश्यक शरीर को तकलीफ न दें।
- शुरुआत में बिना कान बंद किए भी भ्रामरी प्राणायाम को किया जा सकता है।
- इसे ठुड्डी को गले से लगाकर करने से थायराइड रोग में फायदा मिलता है।
- जो लोग बहुत नकारात्मक सोचते हैं, इसे करने से धीरे-धीरे वे लोग सकारात्मक होते जाते हैं, उनके विचारों में परिवर्तन आने लगता है। व्यक्ति में आत्मविश्वास बढ़ जाता है।

### लाभ

- भ्रामरी प्राणायाम मस्तिष्क को प्रसन्न एवं शांत रखता है।
- तनाव कम करने और मानसिक तनाव से मुक्ति पाने के लिए भ्रामरी प्राणायाम बहुत ही लाभदायक होता है।
- यह क्रोध को कम करने में अहम भूमिका निभाता है।
- यह चेतना को अंदर तक ले जाता है और समाधि का अभ्यास देता है।
- वासना के मानसिक और भावनात्मक प्रभाव को कम करता है।
- यह स्वास्थ्य के लिए अत्यंत लाभकारी है। इसके नियमित अभ्यास से आप बहुत सारी परेशानियों से बच सकते हैं।
- उच्च रक्तचाप के रोगियों के लिए भ्रामरी प्राणायाम बहुत ही उपयोगी है।
- माइग्रेन के रोगियों के लिए यह प्राणायाम भी लाभदायक है।

### सावधानी

- इसे सुबह-सुबह खाली पेट ही करें।

## ☞ शीतली प्राणायाम

शीतली शब्द शीतल से बना है। शीतल का अर्थ होता है 'ठंडा' और शीतली का अर्थ हुआ 'ठंडा करने वाला' यह प्राणायाम शरीर के तापमान को कम करता है, इससे शरीर को ठंडक मिलती है, जिससे मन और विचार दोनों शांत रहते हैं। इस प्राणायाम का अभ्यास न सिर्फ भौतिक शरीर को शीतल करता है, बल्कि मस्तिष्क को भी शांत करता है। इस प्राणायाम का अभ्यास गर्मी में ज्यादा-से-ज्यादा करना चाहिए और सर्दी के मौसम में नहीं के बराबर करना चाहिए।

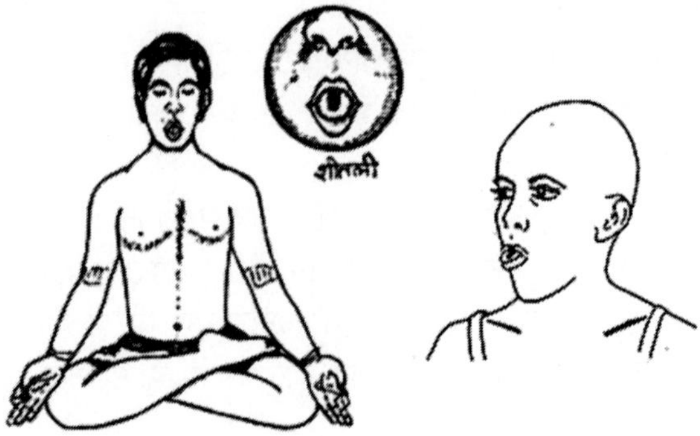


## विधि

- सबसे पहले समतल जमीन पर कोई दरी बिछाकर उस पर सिद्धासन, सुखासन की अवस्था में बैठ जाएं।
- अब अपनी जीभ को बाहर निकालकर उसे मोड़ लें अर्थात् उसे मोड़कर पाइप जैसा बना लें।
- अब जीभ के माध्यम से लंबी व गहरी श्वास खींचकर अपने पेट में वायु को भर लें।
- अब अपनी बाहर निकली हुई जीभ को अंदर कर लें और अपने मुंह को बंद कर लें।
- अब अपनी गर्दन को आगे की ओर झुकाकर अपने जबड़े के अगले हिस्से को छाती से लगा लें।
- अब अपने श्वास को नासिका मतलब नाक के जरिए श्वास को बाहर निकाल दें ध्यान रखें कि आपको सांस एक साथ बाहर नहीं निकालना है, बल्कि धीरे-धीरे बाहर निकालना है।
- बस आपको यह क्रिया 20-25 बार दोहरानी है।

## लाभ

- शरीर को ठंडक प्रदान करता है।
- रक्तचाप को कम करने में सहायक।
- मानसिक उत्तेजना कम करता है।
- भूख-प्यास की तलब को कम करता है।
- शारीरिक गर्मी को कम करता है।
- मानसिक और भावनात्मक उत्तेजनाओं को कम करता है।
- इसे रात्रि में निद्रा के पूर्व करने से अच्छी व शांत नींद आती है।

- गर्मी के दिनों में शरीर को ठंडक पहुंचाने में सहायक है।
- रक्तचाप को कम करने में सहायक है।
- एसिडिटी/अम्ल-पित्त और पेट के अल्सर को कम करता है।
- हृदय रोग में उपयोगी है।
- पाचन को ठीक करता है।
- चेहरे पर चमक लाता है।

## सावधानी

- शीतली प्राणायाम सुबह-सुबह खाली पेट करना चाहिए।
- शीतली प्राणायाम के समय सांस लयबद्ध और गहरी होनी चाहिए।
- प्राणायाम के अभ्यास के बाद शवासन में कुछ देर विश्राम करें।
- जहां तक संभव हो सूर्योदय या सूर्यास्त के समय ही यह प्राणायाम करें। तेज धूप में यह प्राणायाम न करें।
- धूल भरे वातावरण में भी प्राणायाम नहीं करना चाहिए।
- शीतली प्राणायाम शुरुआत में किसी योग-चिकित्सक की निगरानी में करें।
- इसे शीत ऋतु में न करें। गर्मियों में करने से अच्छा लाभ मिलता है।
- बलगम से पीड़ित व श्वास के रोगी तथा हृदय रोगी को इसका अभ्यास नहीं करना चाहिए।
- जिनका रक्तचाप कम रहता हो, उन्हें इस प्राणायाम को नहीं करना चाहिए।
- बहुत पुराने कब्ज से पीड़ित व्यक्ति भी इस प्राणायाम का अभ्यास न करें।

# ☞ शीतकारी प्राणायाम

'शीत' का मतलब होता है ठंडकपन और शब्द 'कारी' का अर्थ होता है, जो उत्पन्न हो। इस प्राणायाम के अभ्यास में मुंह से 'सी' शब्द की आवाज निकलती है और साथ ही यह प्राणायाम शीतलता भी देता है। इसलिए इसे शीतकारी प्राणायाम कहा गया है। यह कुछ हद तक शीतली प्राणायाम से मिलता-जुलता है।

## विधि

- किसी भी सुविधाजनक ध्यान करने की मुद्रा में बैठें।
- आंखें बंद करें और सारे शरीर को ढीला और शिथिल करें।
- दांतों को हल्के से जोड़ें, पर होंठ अलग रखें, ताकि अगर कोई सामने खड़ा हो तो उसे आपके दांत दिखाई दें।
- जीभ को फ्लैट रख सकते हैं या मोड़कर मुंह के ऊपरी हिस्से पर टिकाकर रख सकते हैं।

- दांतों के माध्यम से धीमे से और गहराई से सांस लें। जब सांस अंदर ले लें, तो मुंह को बंद कर लें।
- जीभ को वैसे ही रखें, जैसे शुरू में थी।
- एक नियंत्रित तरीके से नाक से धीरे-धीरे सांस छोड़ें।
- यह एक चक्र है। इसी तरह 9 चक्र करें।

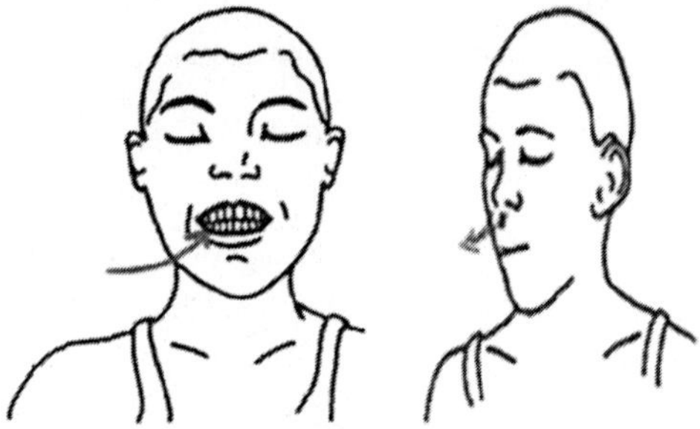

## लाभ

- इससे शरीर में स्थित अतिरिक्त गर्मी दूर हो जाती है और पेट में जलन नहीं होती है।
- यह मस्तिष्क के उन केंद्रों को प्रभावित करता है, जो शारीरिक तापमान को केंद्रित करते हैं। जिन लोगों को अधिक पसीना आने की परेशानी हो, वह दूर होती है।
- नियमित अभ्यास से शरीर में शुद्ध वायु का संचार होता है।
- इससे शरीर में ऑक्सीजन की कमी नहीं होती है, जिससे पूरे दिन शरीर में स्फूर्ति बनी रहती है।
- शीतकारी प्राणायाम शारीरिक आभा को बढ़ाता है।
- यह प्राणायाम चेहरे की सुंदरता को बढ़ाता है।
- इसके निरंतर अभ्यास से रात में नींद अच्छी आती है।
- भूख-प्यास न लगने की समस्या दूर होती है। इससे शरीर सतत स्फूर्तिवान बना रहता है।
- शीतकारी प्राणायाम करने से शरीर शीतल रहता है। यह रक्त को शुद्ध करता है। इसको करने से कई तरह के रोग, जैसे- दंत रोग, पायरिया, गले और मुंह के रोग, नाक और जीभ के रोगों से निजात मिलती है।
- इसके नियमित अभ्यास से रक्तचाप को करने में मदद मिलती है।
- शीतकारी प्राणायाम करने से मनुष्य अपनी खान-पान की आदत सुधार सकता है यानी अगर किसी को खाना खा लेने पर भी भूख लगती रहेती है तो उनके लिए अपनी भूख काबू करने के लिए शीतकारी प्राणायाम एक उत्तम व्यायाम है।

## सावधानी

- जब ज्यादा सर्दी हो तो इस प्राणायाम को न करें।
- अस्थमा, सर्दी और खांसी की बीमारी में इस प्राणायाम को न करें।

- मुंह में कफ व टॉन्सिल के रोगियों को शीतकारी प्राणायाम का अभ्यास नहीं करना चाहिए।
- कब्ज के पुराने मरीजों को भी यह प्राणायाम नहीं करना चाहिए।
- जिनका रक्तचाप कम रहता हो, उन्हें इस प्राणायाम को नहीं करना चाहिए।

## ☞ सूर्य नमस्कार

यह एक मूलभूत और सबसे ज्यादा प्रचलित योगासन है। सूर्य नमस्कार का अर्थ है- 'सूरज का अभिवादन करना'। सूर्य नमस्कार में 12 तरह की योग-मुद्राएं होती हैं। सूर्य नमस्कार पूरे शरीर के लिए फायदेमंद होता है। शरीर को चुस्त रखने के लिए सूर्य नमस्कार एक अच्छा उपाय है, क्योंकि सूर्य नमस्कार से लगभग पूरे शरीर की कसरत हो जाती है।

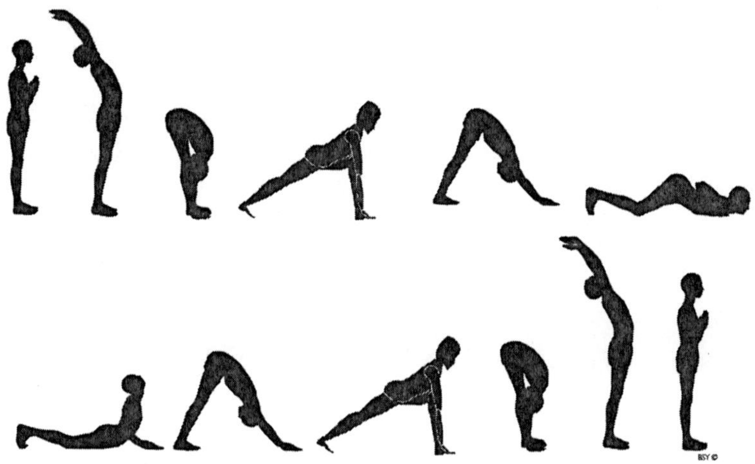

### पहली मुद्रा

**प्रणाम आसन :** सबसे पहले आप नीचे कोई दरी बिछा लें और उसके किनारे पर सावधान अवस्था में हाथ जोड़कर खड़े हो जाएं। अपने दोनों पंजे एक साथ जोड़कर रखें और पूरा वजन दोनों पैरों पर समान रूप से डालें। अपनी छाती फुलाएं और कंधे ढीले रखें। श्वास लेते हुए दोनों हाथ बगल से ऊपर उठाएं और श्वास छोड़ते हुए तथा हथेलियों को जोड़ते हुए छाती के सामने प्रणाम मुद्रा में ले आएं।

## दूसरी मुद्रा

**हस्तउत्तानासन :** अब श्वास लेते हुए अपने दोनों हाथों को ऊपर की ओर उठाएं और पीछे ले जाएं व बाजुओं की द्विशिर पेशियों (बाइसेप्स) को कानों के समीप रखें। इस आसन में पूरे शरीर को एड़ियों से लेकर हाथों की उंगलियों तक सभी अंगों को ऊपर की तरफ खींचने का प्रयास करें।

## तीसरी मुद्रा

**हस्तपाद आसन :** अब श्वास छोड़ते हुए व रीढ़ की हड्डी सीधी रखते हुए कमर से आगे झुकें। पूरी तरह श्वास छोड़ते हुए दोनों हाथों को पंजों के समीप जमीन पर रखें।

## चौथी मुद्रा

**अश्व संचालन आसन :** श्वास लेते हुए जितना संभव हो दाहिना पैर पीछे ले जाएं, दाहिने घुटने को जमीन पर रख सकते हैं, दृष्टि को ऊपर की ओर ले जाएं।

## पांचवीं मुद्रा

**दंडासन :** श्वास लेते हुए बाएं पैर को पीछे ले जाएं और संपूर्ण शरीर को सीधी रेखा में रखें।

## छठी मुद्रा

**अष्टांग नमस्कार :** अब आराम से अपने दोनों घुटने जमीन पर लाएं और श्वास छोड़ें। अब अपने कूल्हों को पीछे ऊपर की ओर उठाएं और पूरे शरीर को आगे की ओर खिसकाएं। फिर अपनी छाती और ठुड्डी को जमीन से छुएं। अपने कूहों को थोड़ा उठाकर ही रखें। अब दो हाथ, दो पैर, दो घुटने, छाती और ठुड्डी जमीन को छूते हुए होंगे।

## सातवीं मुद्रा

**भुजंग आसन :** आगे की ओर सरकते हुए, भुजंगासन में छाती को उठाएं। कोहनियां मुड़ी रह सकती हैं। कंधे कानों से दूर और दृष्टि ऊपर की ओर रखें।

## आठवीं मुद्रा

**पर्वत आसन :** श्वास छोड़ते हुए कूल्हों और रीढ़ की हड्डी के निचले भाग को ऊपर उठाएं, छाती को नीचे झुकाकर एक उल्टे वी (∧) के आकार में आ जाएं।

## नवीं मुद्रा

**अश्व संचालन आसन :** श्वास लेते हुए दाहिना पैर दोनों हाथों के बीच ले जाएं, बाएं घुटने को जमीन पर रख सकते हैं। दृष्टि ऊपर की ओर रखें।

## दसवीं मुद्रा

**हस्तपाद आसन :** श्वास छोड़ते हुए बाएं पैर को आगे लाएं, हथेलियों को जमीन पर ही रहने दें। अगर जरूरत हो तो घुटने मोड़ सकते हैं।

## ग्याहरवीं मुद्रा

**हस्तउत्थान आसन :** श्वास लेते हुए रीढ़ की हड्डी को धीरे-धीरे ऊपर लाएं, हाथों को ऊपर और पीछे की ओर ले जाएं, कूल्हों को आगे की तरफ धकेलें।

## बारहवीं मुद्रा

**ताड़ासन :** श्वास छोड़ते हुए पहले शरीर सीधा करें, फिर हाथों को नीचे लाएं। इस अवस्था में विश्राम करें और शरीर में हो रही संवेदनाओं के प्रति सजगता ले आएं।

सूर्य नमस्कार करते समय यदि हर मुद्रा पर निम्न मंत्र को पढ़ा जाए तो लाभ और अधिक होता है। 1. ऊं ह्रां मित्राय नमः, 2. ऊं ह्रां रवये नमः, 3. ऊं ह्रूं सूर्याय नमः, 4. ऊं ह्रैं मानवे नमः, 5. ऊं ह्रौं खगाय नमः, 6. ऊं ह्रः पूष्पो नमः, 7. ऊं ह्रां हिरण्यगर्भाय नमः, 8. ऊं ह्री मरीचये नमः, 9. ऊं ह्रौं अर्काय नमः, 10. ऊं ह्रूं आदित्याय नमः, 11. ऊं ह्रः भास्कराय नमः, 12. ऊं ह्रैं सविणे नमः।

**लाभ**- सूर्य नमस्कार से सहनशक्ति बढ़ती है, तनाव और चिंताओं को दूर किया जा सकता है और साथ ही यह पेट कम करने में भी सहायक है।

## सावधानियां

- सूर्य नमस्कार आसन का अभ्यास हर्निया रोगी को नहीं करना चाहिए।
- सूर्य नमस्कार आसन का अभ्यास करते हुए अपने ध्यान को विशुद्धि चक्र पर लगाएं।
- इसे हमेशा खाली पेट करना चाहिए। शुरू-शुरू में धीरे-धीरे करना चाहिए। सायटिका, स्लिप डिस्क तथा स्पॉन्डिलाइटिस से पीड़ित लोगों को सूर्य नमस्कार न करने की सलाह दी जाती है।
- महिलाओं को मासिक धर्म के दौरान और गर्भवती होने पर सूर्य नमस्कार का अभ्यास नहीं करना चाहिए।

# ☞ बालासन

हम जानते हैं कि बालासन का नाम बच्चों के नाम पर रखा गया है, क्योंकि इस आसन में शरीर की मुद्रा बिलकुल बच्चे की तरह होती है। बालासन करने से पेट की चर्बी कम होती है।

### विधि

सबसे पहले अपने पैरों को पीछे की ओर मोड़ कर बैठ जाएं, जैसे नमाज में बैठते हैं। फिर दोनों हाथों को अपनी जांघों पर रखकर सीधे बैठ जाएं। उसके बाद धीरे-धीरे सांस छोड़ते हुए अपनी छाती को घुटनों से जोड़ें। उसके बाद धीरे-धीरे सांस लें और इस आसन में 2-3 मिनट तक बने रहें। इस आसन को 5-10 बार तक करना चाहिए।

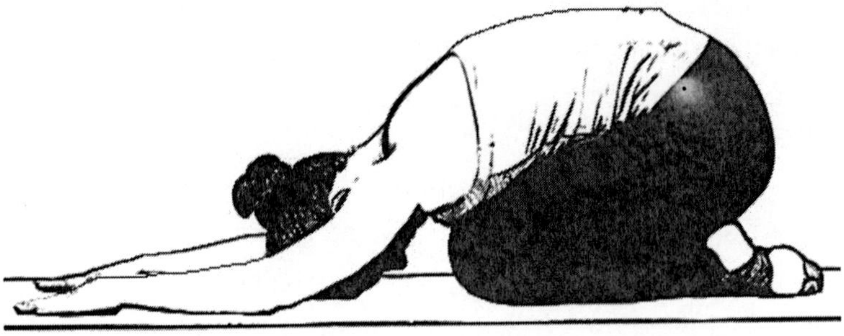

### लाभ

इस आसन से मानसिक तनाव और कमर दर्द दूर होता है। साथ ही इससे पेट की चर्बी कम की जा सकती है। बालासन करने से कैंसर जैसी घातक बीमारी से भी बचा जा सकता है।

### सावधानी

- यदि आपके घुटनों में किसी तरह की चोट लगी हो तो बालासन का अभ्यास न करें।
- यदि कोई व्यक्ति डायरिया से पीड़ित हो तो उसे बालासन करने से परहेज करना चाहिए।
- गर्भवती महिलाओं को इस आसन को नहीं करना चाहिए, अन्यथा उन्हें काफी परेशानी हो सकती है।
- यदि जोड़ों में दर्द की शिकायत हो या आप उच्च रक्तचाप के मरीज हों तो आपको बालासन नहीं करना चाहिए।

## ☞ भद्रासन

भद्रासन संस्कृत के दो शब्द भद्र और आसन से मिलकर बना है, जिसमें भद्र का अर्थ होता है सुंदर और शालीन तथा आसन का अर्थ मुद्रा होता है। यह आसन शरीर को सुंदर और निरोग रखने में मदद करता है। भद्रासन विराम आसन है यानी लंबे समय तक बैठे रहने की मुद्रा। इस आसन को करने की दो विधियां हैं, जो इस प्रकार हैं-

## पहली विधि

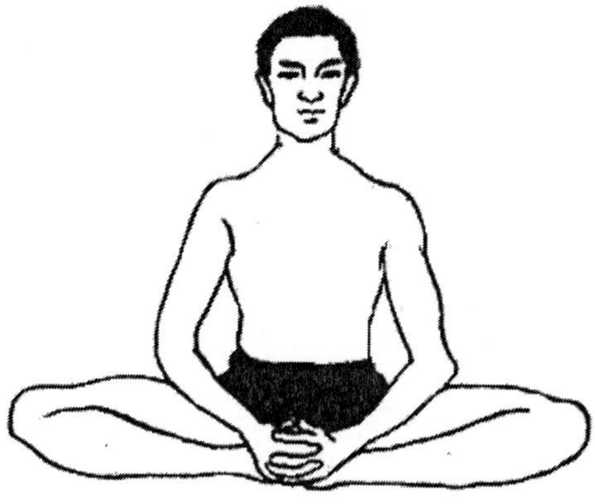

अपने दोनों पैरों को सामने की तरफ फैलाकर सीधे बैठें और अपने हाथों को कूल्हे के पास रखें। ध्यान रखें आपके शरीर का वजन हाथों पर न पड़े। इस मुद्रा को दंडासन कहा जाता है।

अब दंडासन की स्थिति में धीरे-धीरे सांस छोड़ते हुए अपने दोनों पैरों के तलवों को आपस में जोड़ें। फिर हाथों से अपने पैरों के अंगूठों को कसें और धीरे-धीरे अपने दोनों पैरों की एड़ियों को जितना संभव हो उतना मूलाधार के पास लाएं। तब तक इसका प्रयास करते रहें जब तक कि पैर मूलाधार के नीचे न पहुंच जाए। ध्यान रहे कि आपके घुटने जमीन को छूने चाहिए। इसके बाद हाथों से टखनों को पकड़ लें और घुटनों को ऊपर-नीचे करें। ऐसा करने से एक चक्र पूरा होगा। इस तरह के 20 चक्र करें। इसके बाद धीरे-धीरे चक्रों को बढ़ा सकते हैं। ध्यान रहे जब आप इस आसन को करें तो आपकी गर्दन, सिर और पीठ सीधी होनी चाहिए। आपकी सांस सामान्य होनी चाहिए।

## दूसरी विधि

इस विधि में आप अपने दोनों घुटने मोड़कर, पंजों को अपने नितंब के नीचे ले जाएं। घुटनों को आपस में मिलाकर जमीन से सटाकर रखें। पंजे को नीचे व एड़ियों को ऊपर नितंब से सटाकर रखें। अब अपने पूरे शरीर का भार पंजे व एड़ियों पर डालकर बैठ जाएं। इसके बाद अपने दाएं हाथ से बाएं पैर के अंगूठे को पकड़ें और बाएं हाथ से दाएं पैर का अंगूठा पकड़ लें और नजर को सामने टिकाए रखें। इस स्थिति में जब तक रहना संभव हो सके रहें।

## लाभ

- यह आसन तन और मन दोनों को दृढ़ता प्रदान करता है। साथ ही दिमाग को स्थिर करता है। यह घुटने और कूल्हे की हड्डियों को मजबूत बनाता है और घुटने के दर्द को कम करता है।
- यह आसन पेट में होने वाली किसी भी तरह की अकड़न या तनाव को कम करने में मददगार है।

- यह आसन महिलाओं के मासिक धर्म के समय होने वाले पेट दर्द में भी राहत देता है। साथ ही यह गर्भवती महिलाओं के लिए भी फायदेमंद है।
- मन की एकाग्रता के लिए यह आसन अधिक लाभकारी है।
- इसके नियमित अभ्यास से धैर्य और एकाग्रता की शक्ति बढ़ती है। यह आसन स्नायु तंत्र को मजबूत करता है।

### सावधानी

- कमर दर्द और घुटनों के दर्द होने पर इस आसन को नहीं करना चाहिए।
- गर्भवती महिलाओं को किसी विशेषज्ञ की देखरेख में ही इस आसन को करना चाहिए।
- कमर दर्द होने पर इस आसन का अभ्यास न करें।
- पेट की बीमारी में भी इसको करने से बचना चाहिए।
- यदि किसी प्रकार का कोई गंभीर रोग हो या पेट रोग हो तो यह आसन किसी योग चिकित्सक से पूछकर ही करना चाहिए।
- गठिया और सायटिका के रोगी यह आसन न करें।

## ☞ वीरभद्रासन

वीरभद्रासन शब्द संस्कृत भाषा से लिया गया है, जो दो शब्दों से मिलकर बना है, जिसमें पहले शब्द 'वीर' का अर्थ 'साहसी या बहादुर' है और दूसरे शब्द 'भद्र' का अर्थ 'धन्य या भाग्यशाली' होता है। इसे 'वॉरियर पोज' (योद्धा की मुद्रा) के नाम से भी जाना जाता है। इस आसन का नाम भगवान शिव के अवतार वीरभद्र एक अभय योद्धा के नाम पर रखा गया है।

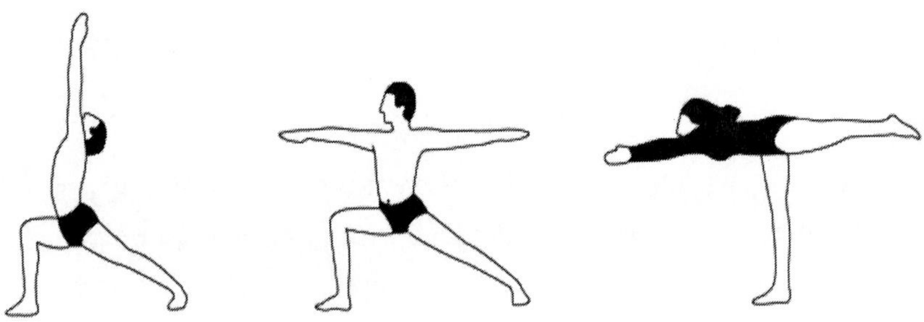

## विधि

वीरभद्रासन में सीधे खड़े हो जाएं और दोनों पैरों के बीच 3 से 4 फीट की दूरी रखें। लंबी सांस लें और दोनों हाथों को जमीन के समानांतर ऊपर उठाएं और अपने सिर को दाएं तरफ मोड़ें। उसके बाद सांस छोड़ते हुए अपने दाएं पैर को 90 डिग्री में मोड़ें और हलका-सा दाएं तरफ मोड़ें। उसके बाद इस आसन में कुछ समय रुकें और फिर सामान्य हो जाएं। इस आसन को 5-6 बार करना चाहिए।

## लाभ

इस आसन से पैरों और भुजाओं को शक्ति मिलती है और शरीर का निचला भाग स्वस्थ रहता है। यह शरीर की अनचाही चर्बी को कम करता है।

## सावधानी

- यदि किसी को घुटनों में दर्द या फिर गठिया की बीमारी हो तो इस आसन को करने से बचें।
- रीढ़ की हड्डी के विकारों से पीड़ित भी इस आसन का अभ्यास न करें।
- जिन लोगों को उच्च रक्तचाप की समस्या है, उन्हें भी वीरभद्रासन का अभ्यास नहीं करना चाहिए।
- यदि आपको दस्त हो रहे हैं तो इसे न करें, यह आपकी समस्या को बढ़ा सकता है।

# ☞ नौकासन

यह पीठ के बल लेटकर किए जाने वाले आसनों में से एक है। नौकासन अर्थात् नाव वाला योगासन। नौकासन में शरीर की मुद्रा नाव के समान होती है, इसलिए इस आसन का नाम नौकासन दिया गया है।

## विधि

इसके लिए पीठ के बल सीधे लेट जाएं, हाथों को जंघाओं की सीध में रखें, गहरी सांस भरते हुए दोनों पैरों को उठाएं, शरीर के आगे वाले हिस्से (छाती) को 30 डिग्री पर लाते हुए दोनों हाथों से पैरों को छूने की कोशिश करें, पूरे शरीर को अंग्रेजी के V अक्षर के आकार में लाने का प्रयास करें, कुछ देर इसी अवस्था में रहें, धीरे-धीरे सांस छोड़ते हुए आसन से बाहर निकलें। इस आसन को शुरुआत में तीन से पांच बार दुहराएं बाद में आप इसकी संख्या बढ़ा सकते हैं।

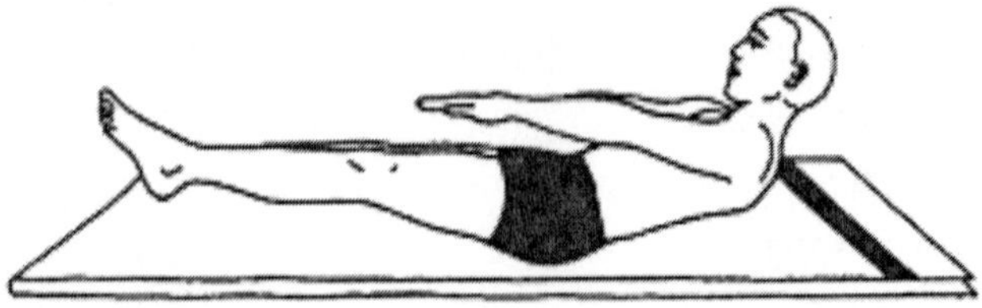

### लाभ

यदि आप भी अपने पेट की बढ़ी हुई चर्बी को कम करना चाहते हैं और पाचन तंत्र को सुचारु रूप से चलाना चाहते हैं तो नौकासन का अभ्यास करें। यह आसन आपके पाचन तंत्र को मजबूत बनाता है और पाचन से संबंधित रोग, जैसे- कब्ज, एसिडिटी, गैस आदि से आपको छुटकारा दिलाता है। नियमित रूप से इस आसन को करने से किडनी स्वस्थ रहती है और साथ-ही-साथ शरीर का यह अंग बेहतर तरीके से काम करता है।

### सावधानी

यदि कोई व्यक्ति अनिद्रा और हार्ट से रिलेटेड रोग से पीड़ित है तो उसे इस योग का अभ्यास नहीं करना चाहिए। साथ ही जिन लोगों के शरीर के पीछे वाले भाग में किसी तरह की कोई परेशानी हो, जैसे-पीठ दर्द, कमर दर्द आदि उन्हें भी इस आसन को नहीं करना चाहिए। इस आसन का अभ्यास करते समय दोनों पैरों को एक समान स्थिति में रखना चाहिए। शरीर के पिछले हिस्से और मेरुदंड को भी बिल्कुल सीधा रखना चाहिए।

## ☞ सेतुबंधासन

सेतुबंध आसन को ब्रिज पोज भी कहा जाता है, क्योंकि इस आसन का अभ्यास करते समय शरीर पुल की आकृति बनाता है। यह पीठ के बल पर लेटकर किए जाने वाले महत्त्वपूर्ण आसनों में से एक है।

### विधि

इस योगमुद्रा में आपको अपने शरीर को एक पुल के जैसे बनाना पड़ता है। सबसे पहले जमीन पर सीधे लेट जाएं और अपनी बाहों को दोनों तरफ रखें। शरीर के निचले हिस्से को उठाएं। उस मुद्रा में एक लंबी सांस लें और लगभग 25-30 सेकंड तक रुके रहें और फिर धीरे-धीरे सामान्य अवस्था में आ जाएं। इस योगासन को 4-5 बार करना चाहिए।

### लाभ

इस आसन से छाती मजबूत होती है और साथ ही रीढ़ की हड्डी भी स्वस्थ रहती है। मानसिक तनाव दूर होता है। बढ़े हुए पेट को कम किया जा सकता है।

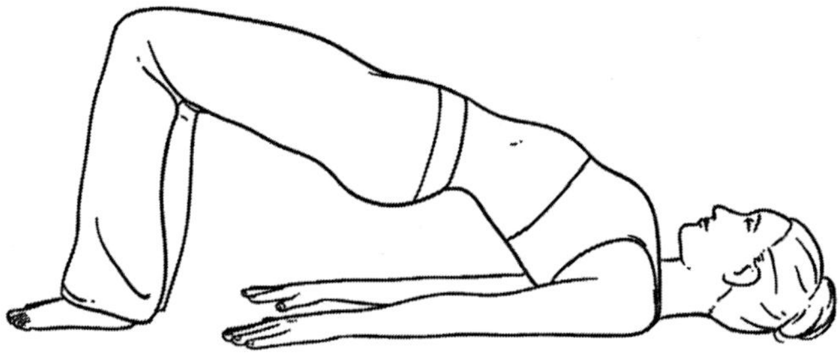

### सावधानी

- यह आसन तब किया जाना चाहिए, जब आपकी आंत और पेट बिल्कुल खाली हो।
- यदि आपको किसी भी तरह की पीठ संबंधित समस्या है तो आप इस आसन को कभी न करें।
- गर्भवती महिलाएं इस तरह के आसन से खुद को दूर रखें। यदि करना है तो विशेषज्ञों की सलाह लें।
- जो लोग गर्दन की चोट से ग्रस्त हैं, उन्हें यह आसन नहीं करना चाहिए।

## ☞ त्रिकोणासन

त्रिकोणासन योग करते समय बॉडी का आकार त्रिकोण के जैसा हो जाता है, इसलिए इसे त्रिकोणासन (Triangle Pose) कहा जाता है। त्रिकोणासन खड़े होकर करने वाला एक महत्त्वपूर्ण आसन है। त्रिकोणासन योग कमर दर्द को कम करने के लिए एक अति उत्तम योगाभ्यास है। यह मोटापा घटाने के साथ-साथ मधुमेह को काबू करने में बड़ी भूमिका निभाता है।

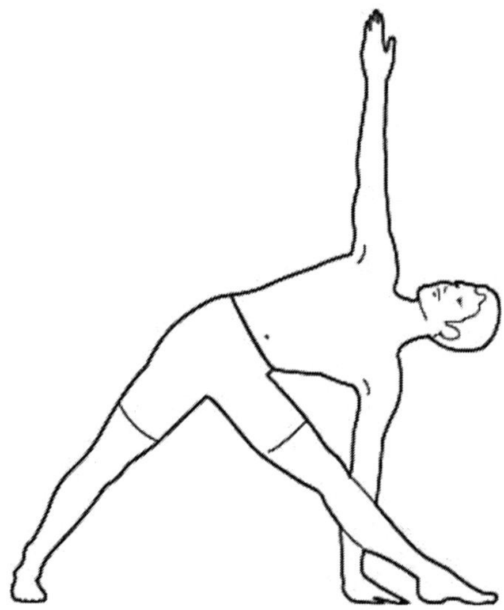

### विधि

- सीधे खड़े हो जाएं।
- पैरों के बीच में 2 फिट का गैप रखें।
- दोनों हाथों को साइड में ले जाकर दाएं हाथ से दाएं पैर को छूने की कोशिश करें।
- बाएं हाथ को एकदम ऊपर की तरफ सीधा रखें।
- कुछ देर रुकें और फिर सामान्य पोजिशन में आएं।
- यही क्रिया दूसरे हाथ से भी दोहराएं।

### लाभ

- शरीर में खिंचाव के कारण रक्त-परिसंचरण में सुधार होता है।
- साथ ही किडनी भी स्वस्थ रहती है।
- शरीर की अनचाही चर्बी कम होती है।
- इस योगाभ्यास से आप अपने स्टैमिना को बढ़ा सकते हैं।
- यह शरीर में संतुलन बनाने के लिए एक अच्छा आसन है।
- पाचन को बेहतर करने में सहायक है।

### सावधानी

- बहुत अधिक कमर दर्द होने पर यह आसन नहीं करना चाहिए।
- स्लिप डिस्क वाले को इस आसन के अभ्यास से बचना चाहिए।
- हाई और लो बी.पी. में इसको करने से बचना चाहिए।
- अगर सिर चकरा रहा हो तो इसका अभ्यास नहीं करना चाहिए।
- गर्दन में अधिक दर्द होने पर इसके अभ्यास से बचना चाहिए।
- माइग्रेन में इसको नहीं करना चाहिए।

## ☞ भुजंगासन

भुजंगासन को सर्पासन, कोबरा आसन या सर्प मुद्रा भी कहा जाता है। इस मुद्रा में शरीर सांप की आकृति बनाता है। यह आसन जमीन पर लेटकर और पीठ को मोड़कर किया जाता है, जबकि सिर सांप के उठे हुए फन जैसी मुद्रा में होता है।

### विधि

सबसे पहले उल्टे पेट लेट जाएं। उसके बाद एक लंबी सांस के साथ अपने शरीर के ऊपरी भाग को, जैसे-सिर, गर्दन, कंधों और छाती को ऊपर की तरफ ले जाएं। इस आसन में 20-30 सेकंड तक रुके रहें। इस आसन को 4-5 बार करना चाहिए।

**लाभ**

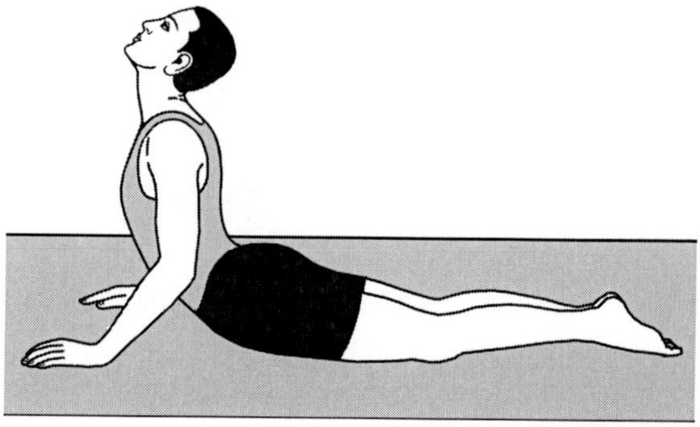

- एसिडिटी और गैस की समस्या दूर होती है।
- मोटापा कम होता है।
- रक्त-परिसंचरण सही रहता है।
- अपच और कब्ज की परेशानी दूर होती है।

**सावधानी**

- अधिक कमर दर्द में इस योगाभ्यास को नहीं करना चाहिए। अगर आपको बहुत कमर दर्द है तो यह योग करते समय दोनों पैरों के बीच जगह रखें, ताकि कम-से-कम खिंचाव कमर पर पड़े। गर्भवती महिलाओं को इस योग को करने से बचना चाहिए।
- हर्निया एवं अल्सर से पीड़ित रोगियों को यह आसन नहीं करना चाहिए। स्लिप डिस्क तथा सायटिका की समस्या वाले लोगों को इस योगाभ्यास को करते समय विशेष रूप से सावधानी बरतनी चाहिए।
- इस आसन को करने के बाद आगे झुकने वाले योग, जैसे-नौकासन, पवनमुक्तासन, हलासन, पर्वतासन आदि आसन करने चाहिए।

## ☞ तितली आसन

इस आसन को करते समय शरीर की मुद्रा तितली के पंखों की तरह होती है इसलिए इस आसन को तितली आसन कहते हैं। यह आसन शारीरिक और मानसिक समस्याओं को दूर रखने में मदद करता है।

**विधि**

- चित्रानुसार दोनों पैरों को घुटनों से मोड़ें और दोनों पैरों के पंजों को आपस में मिलाकर एड़ियों को जितना पास ले जा सकते हैं, उतना करीब ले जाएं।
- दोनों हाथों को आपस में मिलाकर, पंजों से पैरों को पकड़ कर, अपने दोनों हाथों की कोहनियों से घुटनों को दबाएं।
- इस स्थिति में ध्यान रहे की घुटनों को दबाते समय ज्यादा जोर जबरदस्ती न करें ।
- अगर घुटने जमीन को स्पर्श कर रहे हैं तो अच्छी बात है, और अगर स्पर्श न हों तो कोई बात नहीं, नियमित अभ्यास से घुटने अपने आप जमीन को स्पर्श करने लगेंगे।

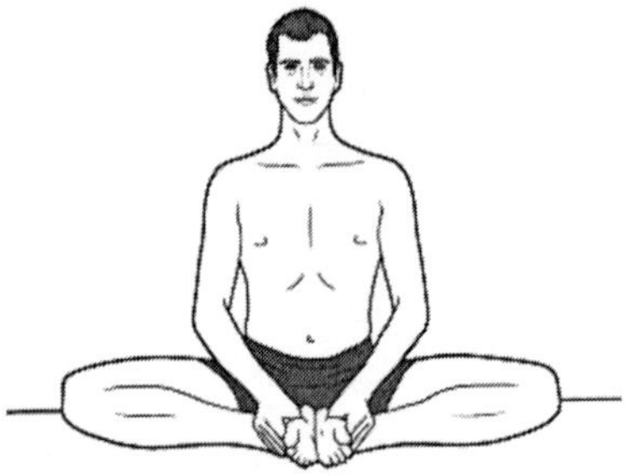

- इस अवस्था में दोनों घुटनों को ऊपर–नीचे करें, ठीक उसी प्रकार जिस तरह कोई तितली अपने पंखों को फड़फड़ाती है।
- इस अभ्यास को आप कम से कम 5 मिनट तक कर सकते हैं।
- उपरोक्त अभ्यास को नियमित रूप से 20 से 25 बार कर सकते हैं।
- तितली आसन का अभ्यास करते समय अपने ध्यान को, जाँघों के खिंचाव पर केंद्रित करने का प्रयास करें।

## लाभ

- तितली आसन के नियमित अभ्यास से हमारा शरीर लचीला बनता है और हमें अन्य योग करने में मदद मिलती है। इस योग को करने से हमारा शरीर और मांशपेशियां लचीली और मजबूत बनती हैं।
- जिन लोगों को पैरों को मोड़कर बैठने की समस्या होती है उन लोगों के लिए यह अभ्यास बहुत ही लाभकारी होता है।
- गर्भावस्था में तितली आसन करने से डिलीवरी के समय होने वाला दर्द कम होता है। गर्भवती महिलाएं इस आसन को पहले महीने से शुरू कर सकती हैं। इस आसन को करने से गर्भवती महिलाओं में तनाव भी कम होता है।
- यह आसन आँतों के लिए लाभदायक है और मल त्याग में मदद करता है। यह मूत्रजन्य प्रणाली के लिए भी फायदेमंद है।
- गठिया, जोड़ों के दर्द जैसी समस्याओं को तितली आसन दूर कर देता है।
- अगर आप ध्यान का अभ्यास करते समय ज्यादा देर तक बैठ नहीं पाते हैं, तो तितली आसन के नियमित अभ्यास से आप अपनी बैठने के समय को बढ़ा सकते हैं।
- लम्बे समय तक खड़े रहने व चलने की वजह से होने वाली थकान को मिटाता है।
- यह आसन उन लोगों के लिए भी फायदेमंद हैं, जिन्हें निरंतर बैठकर कार्य करना पड़ता है।

## सावधानी

- अगर घुटनों में किसी प्रकार की चोट या दर्द हो तो यह आसन न करें।
- इस आसन को करते समय पैरों को ज्यादा जोर से नहीं हिलाएं। इस आसन को धीरे–धीरे करें और अपनी शरीर की क्षमता के अनुसार ही यह आसन करें।
- अगर आपको हाल में कोई चोट लगी हो या आपकी सर्जरी हुई हो तो यह आसन न करें।
- सायटिका के मरीज भी इस मुद्रा को बिलकुल न करें यदि करें भी तो कूल्हों के नीचे गद्दी रखकर ही तितली आसन करें।

# ☞ वक्रासन

वक्रासन बैठकर करने वाले आसनों के अंतर्गत आता है। वक्र संस्कृत का शब्द है, वक्र का अर्थ होता है टेढ़ा, लेकिन इस आसन को करने से मेरुदंड सीधा होता है। हालांकि शरीर पूरा टेढ़ा ही हो जाता है। वक्रासन भी वजन कम करने के लिए एक शक्तिशाली योगासन है।

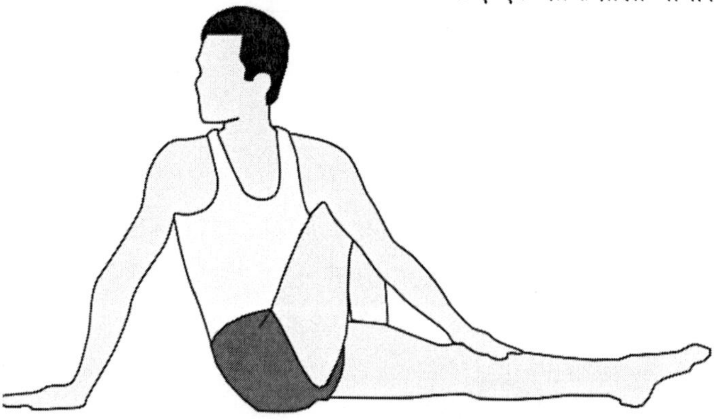

## विधि

इसके लिए दोनों पैरों को सामने फैलाकर बैठ जाएं, पैर एक-दूसरे से सटे हुए हों, कमर सीधी रखें, नजर सामने हो, दोनों हाथ जंघाओं के ऊपर रखें, दाहिने पैर को घुटने से मोड़कर बाएं पैर की सीध में रखें, दाएं हाथ को पीछे लाते हुए शरीर से 9 इंच की दूरी पर रखें और साथ ही बाएं हाथ को दाएं पैर के घुटने के पीछे से घुमाते हुए दाएं पैर के टखने को पकड़ें, ऐसी अवस्था में पीछे देखने का प्रयास करें, थोड़ी देर इस अवस्था में रहने के बाद पहले गर्दन सीधी करें, फिर दाएं हाथ और पैर को सीधा कर दें, अब बाएं पैर के साथ दोहराएं।

## लाभ

- इस आसन से बढ़ते वजन से छुटकारा पाया जा सकता है और पेट को कम किया जा सकता है।
- हर्निया के रोगियों के लिए यह आसन अत्यंत लाभदायी होता है।
- पश्चिमोत्तानासन का नियमित रूप से अभ्यास करने से मेरूदंड लचीला व मजबूत बनता है।
- इस आसन के नियमित अभ्यास से कब्ज व एसिडिटी से मुक्ति पायी जा सकती है और मन को भी शांति मिलती है।

### सावधानी

- पेट दर्द में वक्रासन नहीं करना चाहिए।
- घुटने का दर्द होने पर इस आसन के करने से बचना चाहिए।
- अधिक कमर दर्द में इसे न करें।
- कोहनी में दर्द होने पर इसको करने से इसको बचना चाहिए।
- गर्दन दर्द होने पर भी इसको करने से बचें।

## ☞ शशांकासन

शशांकासन भी वजन कम करने के लिए शक्तिशाली योग आसनों की श्रेणी में मुख्य स्थान पर आता है। शशांक का अर्थ होता है खरगोश। इस योग मुद्रा में शरीर खरगोश के समान आकृति धारण कर लेता है, इसीलिए इसको शशांकासन के नाम से जाना जाता है।

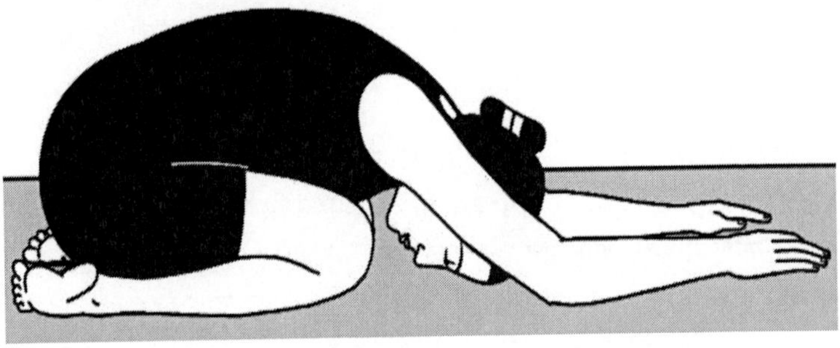

### विधि

इसके लिए वज्रासन में बैठकर सांस अंदर भरते हुए दोनों हाथों को सिर के ऊपर सीधा तान दें, धीरे-धीरे हाथों और शरीर को आगे झुकाने की कोशिश करें, हाथों के बीच इतनी दूरी हो जितनी कंधों में होती है, माथे को दोनों हाथों के बीच जमीन से हटा दें, कुछ देर इस अवस्था में रहने के बाद सामान्य अवस्था में आ जाएं, यह आसन 2 से 5 बार दोहराएं।

### लाभ

- यह आसन पेट, कमर व कूल्हों की चर्बी कम करके आंत, यकृत, अग्नाशय व गुर्दों को बल प्रदान करता है।
- इस आसन के नियमित अभ्यास से तनाव, क्रोध, चिड़चिड़ापन आदि मानसिक रोग भी दूर हो जाते हैं।
- दमा, मधुमेह एवं हृदय रोगियों के लिए भी यह आसन लाभदायक है।

- यह आसन आंखों एवं मस्तिष्क के लिए लाभकारी है, मस्तिष्क में खून की यथासंभव पूर्ति करते हुए मेमोरी बढ़ाने में भी यह आसन सहायक है।
- यौन विकारों के मामलों में भी यह लाभकारी होता है।

### सावधानी

- यदि आपके पेट और सिर में कोई गंभीर समस्या हो तो यह आसन न करें।
- स्लिप डिस्क की शिकायत में इस आसन को करने से बचें।
- हाई ब्लड प्रेशर संबंधी समस्या होने पर इस योगाभ्यास को न करें।
- पेट और सिर की समस्या होने पर यह योग नहीं करना चाहिए।
- चक्कर आने पर भी इसका अभ्यास न करें।
- हर्निया की समस्या वाले व्यक्ति भी इसे करने से परहेज करें।

## ☞ धनुरासन

धनुरासन योग पेट के बल लेटकर किए जाने वाले आसनों में एक महत्त्वपूर्ण आसन है, जो अनेकों स्वास्थ्य फायदे के लिए जाना जाता है। चूंकि इसका आकार धनुष के समान लगता है, इसलिए इसको धनुरासन के नाम से पुकारा जाता है।

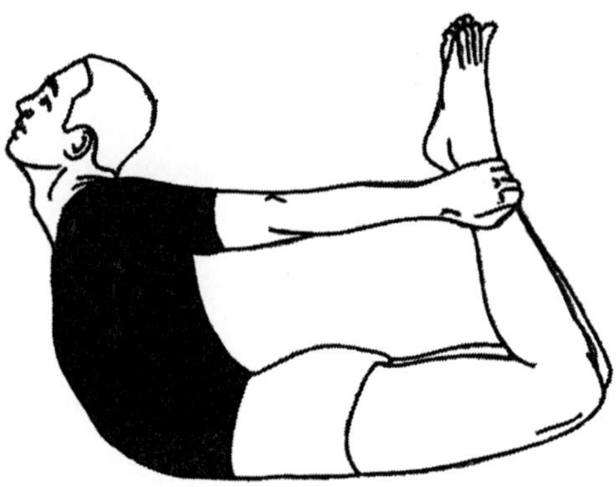

### विधि

- धनुरासन करने के लिए सबसे पहले पेट के बल जमीन पर लेट जाएं। इसके बाद दोनों घुटनों को मोड़कर पैरों को पीछे की ओर उठाते हुए हलका-सा झुकाएं और धनुषाकार बनाते हुए अपनी एड़ियों को हाथों से पकड़ें।
- अब पैरों को थोड़ा और ऊपर उठाएं और सांस लेते हुए हाथ से अपनी एड़ियों को खींचने की कोशिश करें।

- एड़ियों को खींचते समय पेट के वजन का संतुलन बनाए रखें और सिर को बिलकुल सीधे रखें।
- इस धनुषाकार पोज को करते समय सांस लेने और छोड़ने पर अधिक ध्यान दें।
- सांस लेने के एक से बीस सेकंड बाद इसे हल्के से छोड़ें और फिर आराम की मुद्रा में फर्श पर लेटे रहें। इस प्रक्रिया को कई बार दोहराएं।

### लाभ

- धनुरासन करने से संपूर्ण शरीर के सभी स्नायुओं को व्यायाम मिलता है। शरीर फुर्तीला बनता है, शरीर पर जमा हुआ फैट/चर्बी कम होती है और मोटापा कम होता है।
- धनुरासन करने से श्वसन की क्रिया ठीक रहती है। इसके अलावा नाक से हवा का प्रवाह सही तरीके से होने पर यह सांसों के संक्रमण और अस्थमा से दूर रखने में मदद करता है।
- धनुरासन करने से छाती, जांघें और कंधे मजबूत बनते हैं।
- इस आसन के अभ्यास से स्लिप डिस्क में बहुत हद तक राहत मिल सकती है।
- यह योगाभ्यास विस्थापित नाभि को अपनी जगह पर लाने के लिए लाभदायक है।

### सावधानी

- यह आसन अपनी शारीरिक क्षमता के अनुसार ही करें, जरूरत से ज्यादा शरीर को न कसें।
- यदि आप को उच्च या निम्न रक्तचाप, हर्निया, कमर दर्द, सिर दर्द, माइग्रेन (सिर के अर्ध भाग में दर्द), गर्दन में चोट/क्षति या हाल ही में पेट का ऑपरेशन हुआ हो, तो आप कृपया धनुरासन न करें।
- गर्भवती महिलाएं धनुरासन का अभ्यास ना करें।
- भोजन करने के कम-से-कम तीन घंटे तक इस आसन को न करें।

## ☞ सर्वांगासन

सर्वांगासन, यह आसन तीन शब्दों से मिलकर बना है सर्व + अंग + आसन अर्थात् ऐसा आसन, जो शरीर के हर भाग या अंगों को प्रभावित करता हो। इससे पूरे शरीर के अंगों का व्यायाम होता है। इस आसन को समस्त योगासनों में सबसे अधिक लाभदायी बताया गया है। यह कंधों पर खड़े होने वाला आसन है और इसे उत्तानपादासन एवं विपरीतकरणी मुद्रा का विकसित रूप कहा जा सकता है।

## विधि

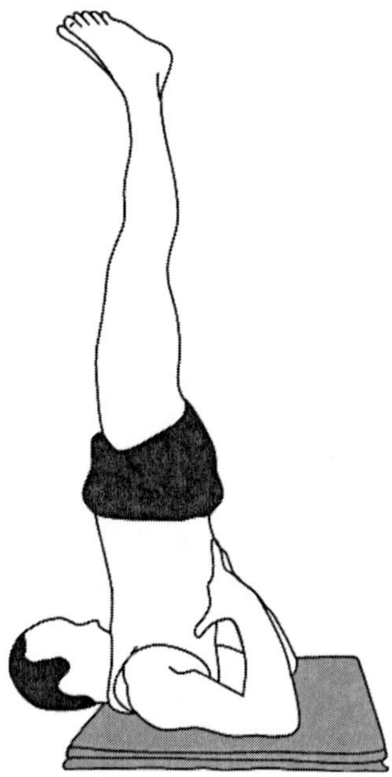

- पीठ के बल लेट जाएं।
- हाथों को जांघों के पास रखें।
- अब आप अपने पैरों को पहले 30 डिग्री पर, फिर 60 डिग्री और उसके बाद 90 डिग्री तक लेकर जाएं।
- हाथों को दबाकर नितंब ऊपर की ओर उठाते हुए पांवों को सिर की ओर लाएं।
- सहारे के लिए हथेलियां पीठ पर रखें।
- आप अपने शरीर को सीधा इस तरह से करें कि ठोड़ी छाती पर आकर लगे। ठोड़ी छाती पर इस तरह से लगाते हैं कि गर्दन के थायराइड वाले हिस्से में दबाव पड़े।
- अपने हिसाब से इस मुद्रा को धारण करें।
- फिर पैरों को पहले 60 डिग्री पर, फिर 30 डिग्री और धीरे-धीरे मूल अवस्था में लौटें।
- जब आप नीचे लौटते हैं तो अपने हाथों को नितंब के नीचे लाएं, ताकि आप अपने शरीर को बगैर किसी चोट के आरंभिक अवस्था में ला सकें।

## लाभ

- इस आसन को करने से तनाव, थकावट, बेचैनी दूर हो जाती है।
- इस आसन से चेहरे की सुंदरता बढ़ती है और याददाश्त तेज होती है।
- इस आसन में हार्मोन शक्ति की क्रियाशीलता बढ़ जाती है, जिससे शरीर में शक्ति और जीवन शक्ति बढ़ जाती है।
- थायराइड ग्रंथि को सक्रिय और स्वस्थ रखने के लिए यह आसन अधिक फायदेमंद है।
- इस आसन को करने से चर्मरोग नहीं होता है, क्योंकि इस आसन से रक्तदोष दूर हो जाता है।
- इससे पुराने कब्ज, गले का रोग और जिगर के सभी रोग दूर हो जाते हैं। साथ ही पाचन क्रिया अच्छी हो जाती है।
- यह आसन शरीर को शुद्ध करता है और शरीर में से अधिक चर्बी को कम कर मोटापा दूर करता है।

- यह चेहरे के कील-मुहसों और दाग-धब्बों को मिटाता है।
- यह आसन वीर्य सुरक्षित करता है। अंडकोष में वृद्धि को कम करता है। इस आसन का पुरुष के समान महिलाओं की डिंब-ग्रंथियों पर भी असर पड़ता है, जिससे महिलाओं का मोटापा और बांझपन कम हो जाता है।
- इस आसन को करने से प्रजनन अंगों, कामेंद्रियों और हड्डियों का विकास होता है।

## सावधानी

- इसे अपनी शक्ति के अनुसार एक से पांच मिनट तक करें। इस आसन प्रक्रिया को दो से तीन बार दोहराएं। (एक से पांच मिनट तक का शक्ति के अनुसार एक सेट और कुल ऐसे दो से तीन सेट करें)।
- सर्वांगासन हमेशा खाली पेट ही करना है। यह आसन सुबह-सवेरे करने पर अधिक लाभ मिलता है।
- सर्वांगासन करते समय सिर को उठाने की कोशिश न करें। घुटनों को मोड़ें नहीं।
- थायराइड से परेशान, खून की कमी, कमजोर हार्ट वाले और अत्यधिक चर्बी वाले लोगों को किसी ट्रेनर की सलाह लेकर ही यह आसन करना चाहिए।
- महिलाएं मासिक धर्म के समय इस एक्सरसाइज को न करें।
- पीठ दर्द, कमर दर्द, आंखों में समस्या के रोगी इस आसन को न करें।
- अधिक उच्च रक्तचाप में इस आसन को नहीं करना चाहिए।
- इस आसन का संपूर्ण लाभ लेने के लिए इस आसन के बाद शव आसन अवश्य करें।

## ☞ सुखासन

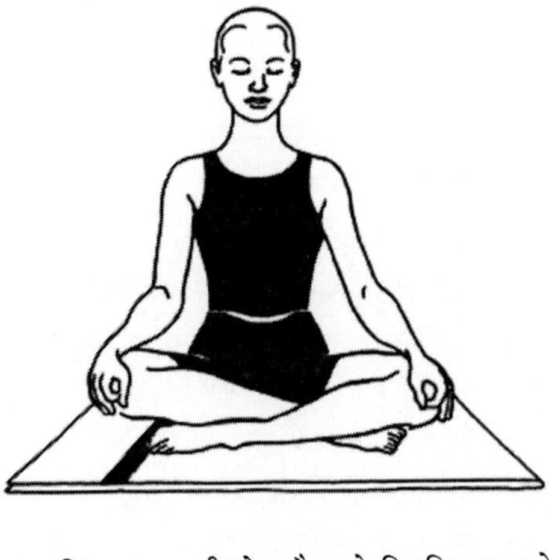

सुखासन का शाब्दिक अर्थ है सुख देने वाला आसन। यह आसन आत्मीय शांति और सुख प्रदान करने वाला होता है। ध्यान के लिए यूं तो पद्मासन उचित है, लेकिन यह हर एक से नहीं होता। ऐसे में सुखासन बहुत आसान है, जिसे हर कोई कर सकता है। यही कारण है कि हम इस आसन को सुखासन कहते हैं। यूं तो इस आसन का अभ्यास दिन में कभी भी किया जा सकता है, परंतु सुबह और शाम के समय खाली पेट करना अधिक फलदायी होता है। इसे नियमित रूप से

कम-से-कम 5-10 बार करें। अगर आध्यात्मिक दृष्टि से योग कर रहे हैं तो उत्तर या पूर्व दिशा की ओर मुख रखें।

## विधि

- सुखासन करने के लिए भूमि पर दरी या मैट बिछाकर बैठ जाएं।
- अब दोनों पैर सामने और सीधे रखें।
- फिर एक पैर की एड़ी अपने दूसरे पैर की जंघा के नीचे ले आएं और यही क्रम दूसरे पैर के साथ करें। (पालथी मोड़कर बैठ जाएं)।
- अब आप अपनी पीठ और मेरुदंड को सीधा करें। ध्यान रहे कि अधिक झुककर न बैठें।
- कंधों को थोड़ा ढीला छोड़ें, अब गहरी सांस अंदर की ओर लें, फिर धीरे-धीरे सांस को छोड़ें।
- हथेलियों को एक के ऊपर एक अपनी पालथी पर रखें।
- सिर को थोड़ा ऊपर उठाएं और आंखें बंद कर लें।
- अपना ध्यान अपनी श्वसन क्रिया पर लगाएं, लंबी गहरी सांस लेते रहें।
- अगर प्रारंभ में कठिनाई आती है तो आप दीवार से टिककर बैठ सकते हैं।

## लाभ

- सुखासन को करने से पैरों में रक्त का संचार कम हो जाता है, जिसके कारण रक्त शरीर के अन्य भागों में पहुंच जाता है और उन्हें क्रियाशील बनाता है।
- इस आसन को करने से छाती और पैर दोनों मजबूत होते हैं।
- वीर्य-रक्षा में मदद मिलती है तथा रीढ़ की हड्डी मजबूत बनती है।
- मानसिक सुख और शांति का अनुभव होता है।
- इस आसन को करने से हमारी बैठने की सही आदत बन जाती है।
- यह आसन हमारे मन की चंचलता को कम करने में सहायक होता है।
- इस आसन को करने से हमारी रीढ़ की हड्डी में होने वाले रोगों से निजात मिलती है।
- चित्त शांत और मन एकाग्र होता है।

## सावधानी

- यह आसन हमेशा खाली पेट करना चाहिए।
- जिन लोगों को घुटनों के जोड़ों में परेशानी हो, वे लोग यह आसन न करें या किसी विशेषज्ञ की निगरानी में योग करें।

- रीढ़ की हड्डी में किसी तरह की चोट हो तो सावधानीपूर्वक करें और कोशिश करें, अधिक लंबे समय तक न बैठें।
- अपने शरीर की प्रतिक्रिया को समझकर उसके अनुरूप आसन करें।
- घुटनों के दर्द से पीड़ित व्यक्ति को यह आसन नहीं करना चाहिए।

## ☞ पद्मासन

पद्मासन संस्कृत शब्द द्म से निकला है, जिसका अर्थ होता है कमल। इस आसन में शरीर बहुत हद तक कमल जैसा प्रतीत होता है और साथ ही इस आसन के नियमित अभ्यास से साधक कमल की तरह पूर्ण रूप से खिल उठता है, इसलिए इसको पद्मासन कहते हैं। यूं तो इस आसन का अभ्यास दिन में कभी भी किया जा सकता है, परंतु सुबह और शाम के समय खाली पेट करना अधिक फलदायी होता है। इसे नियमित रूप से कम-से-कम 5-10 बार करें।

### विधि

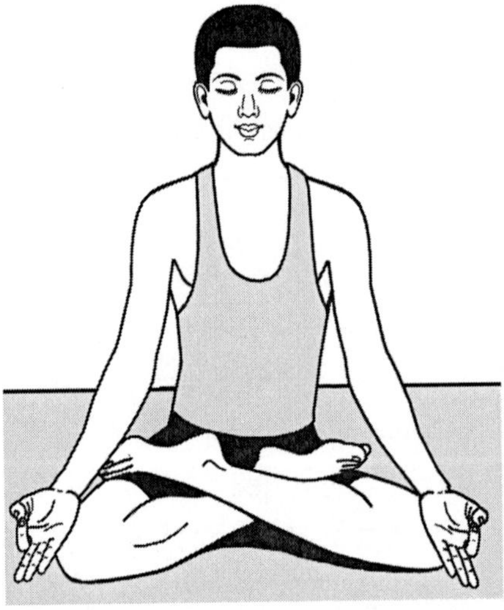

- सबसे पहले तो किसी समतल जगह पर एक दरी या फिर आसन बिछाएं।
- अब धीरे-धीरे अपने पैरों को मोड़ें और पैरों के पंजे को दूसरे पैर की जांघ के ऊपर रखें।
- इसके पश्चात् दूसरे पैर के पंजे को मोड़कर पहले पैर की जांघ पर रखें।
- इस वक्त आपके पैरों के तलवे पेट की तरफ होने चाहिए।
- इस बात का ध्यान रहे कि कमर और गर्दन दोनों बिलकुल सीधी हो।
- फिर दोनों हाथों की कुहनियों को अपने घुटनों पर रखें।
- आपके दोनों कंधे बराबर और सीधे होने चाहिए।
- अब अपनी आंखों को बंद करें और धीरे-धीरे हल्की श्वास लें।
- इस आसन को पुन: पांव बदलकर भी करना चाहिए।
- जिन लोगों को दोनों पंजों को एक-दूसरी जांघ पर रखने में दिक्कत आती हो, वे केवल एक ही पंजे को जांघ पर रख सकते हैं।

## लाभ

- पद्मासन ध्यान के लिए एक अति उत्तम योगाभ्यास है, जो आपको शारीरिक, मानसिक एवं आध्यात्मिकता की ओर ले जाता है और ध्यान की ओर अग्रसर कराते हुए आपको शांति तथा धैर्य प्रदान करता है।
- इस आसन के अभ्यास से आपके चेहरे पर एक नई प्रकार की रौनक आ जाती है और आपका चेहरा खिला-खिला लगता है।
- यह आपके रीढ़ की हड्डी को स्वस्थ रखते हुए इसको मजबूत बनाने में सहायक है।
- पद्मासन के रोजाना अभ्यास से पाचन क्रिया को मजबूत करके पेट के रोगों में आराम मिलता है।
- पद्मासन से एकाग्रता बढ़ती है।
- इसके नियमित अभ्यास से स्मृति बढ़ने में मदद मिलती है।
- इस योगाभ्यास से सांस के फूलने को कम किया जा सकता है।
- यह पैरों में अधिक पसीना आने, दुर्गंध आने या ठंडा/गर्म लगने की समस्याओं को दूर करने में लाभकारी होता है।
- इस आसन के करने से पैरों में खून का बहाव कम हो जाता है, जिससे खून उदर के अंगों, मांसपेशियों एवं नसों को स्वस्थ और मजबूत बनाने में मददगार होता है।

## सावधानी

- जो लोग घुटनों के दर्द या फिर शरीर में किसी सूजन से परेशान हैं, उन्हें यह आसन नहीं करना चाहिए।
- टखने के दर्द में इस आसन को करने से बचना चाहिए।
- सायटिका में इसे नहीं करना चाहिए।
- कमर दर्द में इसे करने से बचना चाहिए।
- वैरिकोज नस की स्थिति में इस आसन को न करें।

# ☞ वज्रासन

वज्रासन, वज्र और आसन, इन दो शब्दों के मेल से बना है। वज्र का मतलब होता है कठोर अथवा मजबूत। इस आसन के अभ्यास से शरीर मजबूत व प्रबल बनता है, इसलिए इसे वज्रासन कहा जाता है। योग में इसकी बहुत बड़ी भूमिका है। यह एक ऐसा आसन है, जिसे करने में कोई मेहनत नहीं लगती है। आप इसे कभी भी और किसी भी समय आसानी से कर सकते हैं।

## विधि

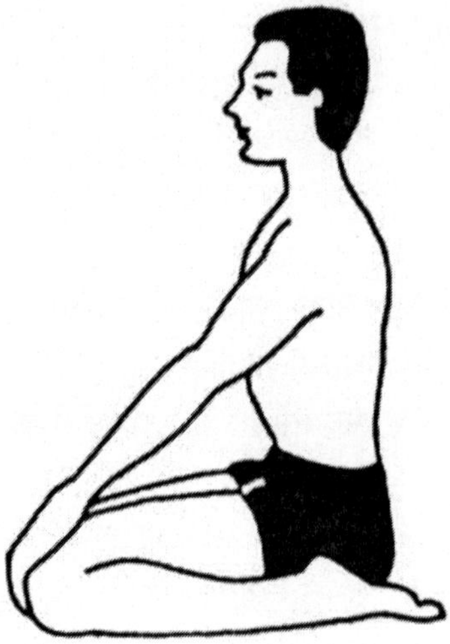

घुटनों के बल बैठ जाइए तथा पंजों को पीछे फैलाकर एक पैर के अंगूठे को दूसरे अंगूठे पर रख दीजिए। यह ध्यान रखें कि आपके घुटने पास-पास और एड़ियां अलग-अलग रहनी चाहिए। इसी दौरान अपने नितंबों को पंजों के बीच रखिए तथा अपनी एड़ियां कूल्हों की तरफ रखिए और अंत में इस अवस्था में बैठते समय हथेलियों को घुटनों पर रखिए। वज्रासन का जितना संभव हो सके, उतने समय तक अभ्यास कीजिए। भोजन के पश्चात्, शुरुआत में वज्रासन तीन से पांच मिनट तक करना चाहिए। अभ्यास बढ़ जाने पर इसे अधिक समय तक (दस मिनट तक) भी किया जा सकता है।

## लाभ

- यह पेट और गर्भाशय की मांसपेशियों को शक्ति प्रदान करता है। यह आसन महिलाओं के शिशु जन्म में मददगार है।
- जो लोग अपचन की समस्या से पीड़ित हैं, उन्हें वज्रासन करना चाहिए। भोजन करने के बाद इस आसन को करने से ज्यादा फायदा पहुंचता है। यह आसन पाचन क्रिया को ज्यादा बेहतर बनाता है।
- वजन को कम और शरीर को सुडौल बनाने में मददगार है।
- सायटिका और रीढ़ के निचले भाग और पैरों के तनाव को इस आसन के जरिए दूर किया जा सकता है।
- नियमित तौर पर वज्रासन का अभ्यास जोड़ों के दर्द और गठिया जैसे रोगों को दूर रखने में मददगार है।
- हर्निया के रोगों के लिए यह आसन बहुत ही उपयोगी है।
- ध्यान और सांस लेने के व्यायाम आमतौर पर वज्रासन की अवस्था में किए जाते हैं। इस पोजिशन में आप सांस भी गहरी ले सकते हैं और अच्छी तरह से ध्यान भी लगा सकते हैं।
- पेशाब की समस्या का उपाय वज्रासन योग है। इसके अलावा इससे यौन अंगों को शक्ति मिलती है।

## सावधानी

- पैर दुखने लगें या कमर दर्द होने लगे, तो ज्यादा देर तक वज्रासन में नहीं बैठना है।
- अगर किसी को पाईल्स से संबंधित समस्या हो तो उन्हें इस आसन को नहीं करना चाहिए।
- जिन लोगों को घुटनों में किसी तरह की परेशानी है, उन्हें इस आसन को नहीं करना चाहिए।
- इस आसन को खाने के तुरंत बाद भी किया जा सकता है। इससे पाचन क्रिया दुरुस्त रहती है।
- इस आसन को करने के लिए सीधे बैठें। इससे रीढ़ की हड्डी में भी फायदा मिलता है।
- जिन लोगों को जोड़ों से जुड़ा कोई विकार हो या फिर रीढ़ की हड्डी से जुड़ी कोई बीमारी हो तो उन्हें डॉक्टर की सलाह से ही यह आसन करना चाहिए।
- इस आसन को स्लिप डिस्क की समस्या होने पर भी न करें।
- इसी के साथ जिन लोगों को चलने-फिरने में किसी प्रकार की कोई दिक्कत होती है, उन्हें इस आसन को काफी सावधानी से करना चाहिए।
- इस आसन को हड़बड़ी में बिलकुल भी न करें। आराम से करें और ध्यानपूर्वक करें।
- अगर टखनों, घुटनों और ऐड़ियों पर किसी तरह का कोई ऑपरेशन करवाया हो तो इस आसन को न करें।
- इस आसन को करते समय चक्कर आने की समस्या या फिर पीठ दर्द या फिर शरीर का कोई और हिस्सा ज्यादा दर्द करने लगे तो इस आसन को करना वहीं छोड़ दें।

## ☞ सुप्त वज्रासन

यह आसन वज्रासन का ही एक प्रकार है या यूं कहें वज्रासन का ही विस्तार है, बस इसमें बैठने की बजाय, पीछे की ओर लेटा जाता है। सुप्त का मतलब सोया हुआ। इसीलिए इस आसन को सुप्त वज्रासन कहा जाता है। अगर इस आसन को सही तरीके से किया जाए तो इसके बहुत सारे फायदे हैं। यह कमर दर्द, कब्ज, सांस रोग, रक्त-संचार, पेट की चर्बी, मासिक धर्म, पतली कमर इत्यादि के लिए बहुत लाभदायक योगाभ्यास है।

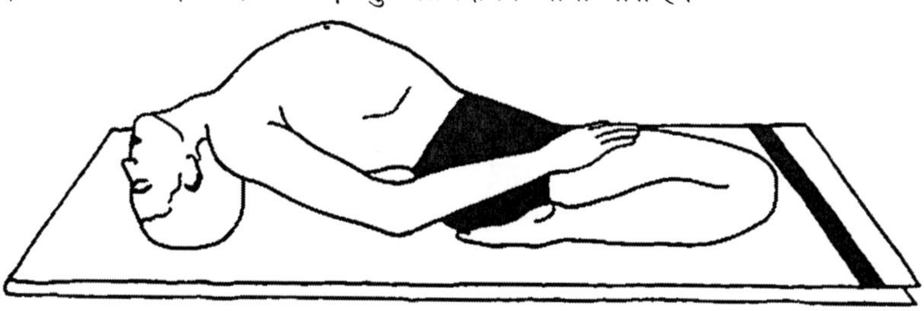

## विधि

- सबसे पहले आप वज्रासन में बैठ जाएं।
- कोहनियों का सहारा लेते हुए धीरे-धीरे पीछे की ओर झुकें और कोहनियों को जमीन पर टिका दें।
- हाथों को धीरे-धीरे सीधे फैलाएं और सिर को पीछे की ओर ले जाएं।
- अब कंधों को जमीन पर टिकाते हुए एवं घुटनों को एक साथ रखते हुए पीठ के बल लेट जाएं।
- हाथों को कैंची की आकृति बनाते हुए कंधों के नीचे लेकर आएं।
- धीरे-धीरे सांस लें, फिर धीरे-धीरे सांस छोड़ें।
- अपने हिसाब से इस अवस्था को बनाएं रखें।
- फिर धीरे-धीरे अपने आरंभिक अवस्था में आ जाएं।
- यह एक चक्र हुआ। इस तरह से आप 3 से 5 चक्र कर सकते हैं।

## लाभ

- इस आसन को करने से हमारे सांस संबंधित रोग दूर होते हैं तथा हमारे शरीर का रक्त साफ होता है।
- इस आसन को करने से व्यक्ति को अपने आमाशय अंगों की मालिश करके अपने पाचन संबंधी रोग, कब्ज आदि को दूर करने में मदद मिलती है। इससे मेरुदंड के स्नायुओं को अत्यधिक शांति मिलती है तथा इससे पीठ लचीली होती है।
- इस आसन को करने से आंखों की रोशनी बढ़ती है।
- इस आसन को लगातार करने से पेट की चर्बी कम होती है, जिससे हमारा मोटापा कम होता है।
- इस आसन को करने से कुबड़ापन दूर होता है।
- आगे झुकने पर होने वाला कमर दर्द ठीक हो जाता है।
- इसको करने से कमर पतली, सुंदर और आकर्षक बनती है।

## सावधानी

- कमर में दर्द होने पर इस आसन को धीरे-धीरे करना चाहिए।
- खाना खाने के तुरंत बाद इस आसन को नहीं करना चाहिए।
- आसन को करते समय अपने दोनों हाथों का सहारा लें और धीरे-धीरे पीछे की ओर लेटें।
- जमीन पर लेटते समय घुटने ऊपर नहीं उठने चाहिए।

# ☞ वीरासन/ सुप्त

वीर का अर्थ होता है बहादुर अथवा साहसी। यह आसन योद्धा की वीरता को प्रदर्शित करता है, इसलिए वीरासन कहलाता है।

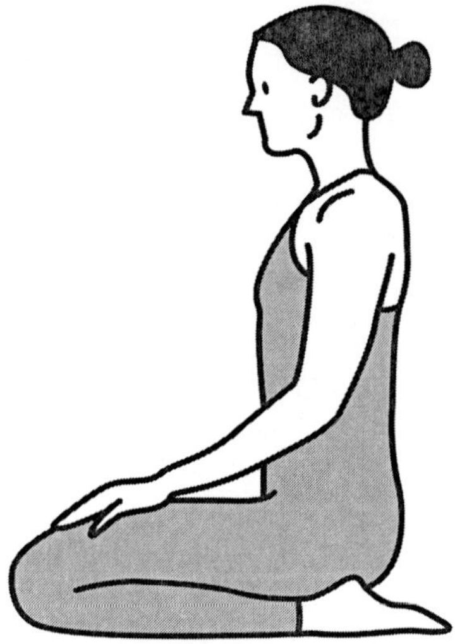

## विधि

- समतल भूमि पर नर्म आसन बिछाकर वज्रासन की स्थिति में बैठ जाएं अर्थात् घुटनों को मोड़कर बैठ जाएं।
- अब दोनों पैरों को थोड़ा फैलाएं और हिप्स को भूमि पर टिकाकर सीध में रखें।
- अब दोनों हाथों को घुटनों पर सीधा तानकर रखें।
- कंधों को आराम की मुद्रा में रखें और तनकर बैठें। सिर को सीधा रखें और सामने की ओर देखें। इस आसन में 30 सेकंड से 1 मिनट तक बने रहें।
- ऐसे लेटकर भी किया जा सकता है जिसमे घुटनों की स्थिति चित्रानुसार ही रहेगी बस आपको बैठने की बजाए लेटना है।

## लाभ

- इस आसन के नियमित अभ्यास से अधिक नींद आने की समस्या पर नियंत्रण हो सकेगा। जंघा और पांव शक्तिशाली बनते हैं। शरीर का भारीपन दूर होता है। श्वसन एवं ध्यान मुद्रा के संदर्भ में वीरासन काफी उपयोगी है।
- वीरासन योग में जंघाओं, घुटनों, पैरों एवं कोहनियों का व्यायाम होता है। इस मुद्रा से शरीर का पिछला भाग संतुलित रहता है। शरीर को सुडौल बनाए रखने के लिए भी यह योग लाभप्रद है।
- इस आसन के नियमित उपयोग से मानसिक शांति मिलती है एवं ज्यादा नींद आने जैसी समस्या से राहत मिलती है।
- वीरासन से जांघ, घुटनों एवं पैरों को आराम मिलता है, जिससे शरीर को सुड़ौल बनाए रखने में काफी मदद मिलती है।
- इस आसन से ध्यान बढ़ता है एवं शरीर के भारीपन को दूर किया जा सकता है। वीरासन से शरीर को संतुलित रखने में भी काफी मदद मिलती है।

### सावधानी

यदि आप अपने घुटनों अथवा टखनों में किसी भी तरह की परेशानी से जूझ रहे हैं तो कृपया करके इस आसन से परहेज करें एवं किसी डॉक्टर के परामर्श के बाद ही इस आसन को करें।

## ☞ चक्रासन

चक्रासन भारतीय योग पद्धति का एक प्रमुख आसन है। इस आसन को करते समय मनुष्य के शरीर की आकृति एक पहिए की भांति बन जाती है, इसलिए इसे चक्रासन कहते हैं। इस आसन को पीठ के बल लेटकर किया जाता है। चक्रासन दो शब्दों से मिलकर बना है- चक्र का अर्थ पहिया होता है और आसन से मतलब है योगमुद्रा।

### विधि

- सबसे पहले आप पीठ के बल लेट जाएं।
- घुटने मोड़ें तथा एड़ियों को नितंबों से स्पर्श कराते हुए पैरों को 10-12 इंच की दूरी पर रखें।
- बांह उठाएं और कोहनियां मोड़ लें।
- हथेलियों को कंधों के ऊपर सिर के निकट जमीन पर रख लें।
- सांस लें तथा धीरे-धीरे धड़ को उठाते हुए पीठ को मोड़ें।

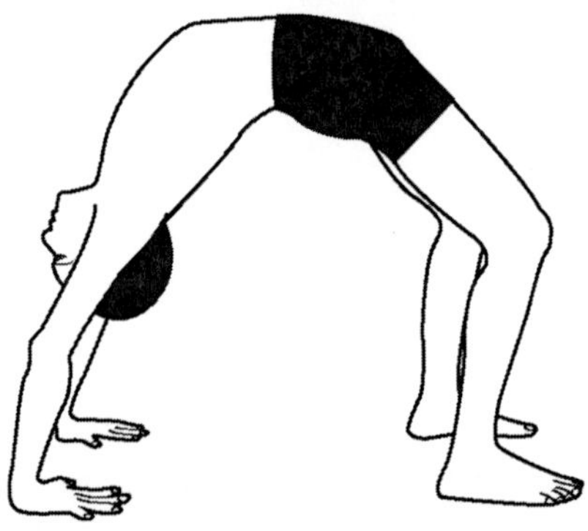

- धीरे से सिर को लटकता छोड़ दें एवं बांहों तथा पांवों को यथासंभव तान लें।
- धीरे-धीरे सांस लें और धीरे-धीरे सांस छोड़ें।
- जब तक संभव हो सके इस मुद्रा को बनाए रखें।
- उसके बाद शरीर को इस तरह नीचे करते हुए आरंभिक अवस्था में लौटें कि सिर जमीन पर ही टिका रहे। शरीर के शेष भाग को नीचे लाएं तथा विश्राम करें। यह एक चक्र हुआ।
- इस तरह आप चार से पांच चक्र करें।

## लाभ

- इस आसन का अभ्यास शरीर को रबड़ के समान लचीला और सुंदर बना देता है।
- कमर पतली, आकर्षक तथा लचकदार और छाती चौड़ी हो जाती है।
- मांसपेशियों के मजबूत होने के कारण घुटने, हाथ, पांव, कंधे और बाजू पुष्ट तथा चुस्त हो जाते हैं।
- पेट के सभी रोग दूर होते हैं, जिससे पाचन शक्ति बढ़ती है।
- यह आसन पेट की चर्बी को कम करता है।
- इस आसन से कद लंबा हो जाता है।

## सावधानी

इस आसन को एकदम से करने का प्रयास बिलकुल न करें। इसके साथ ही यदि आप गर्भवती हैं, हर्निया, नेत्र रोग, हृदय रोग, चक्कर आने की समस्या से ग्रस्त हैं या कुछ समय पहले कोई ऑपरेशन हुआ है तो इस आसन को करने का प्रयत्न बिलकुल न करें।

# ☞ कटिचक्रासन

यह आसन तीन शब्दों से मिलकर बना है। कटी, चक्र और आसन। कटी अर्थात् कमर, चक्र अर्थात् पहिया या पहिये की तरह घूमना और आसन अर्थात् योग की मुद्रा। इस आसन में कमर को दाईं और बाईं ओर मरोड़ना अर्थात् घुमाना होता है। ऐसा करते समय कमर पहिये की तरह घूमती है, इसलिए इसका नाम कटिचक्र आसन रखा गया है। इसका अभ्यास नियमित रूप से करेंगे तो आपको अच्छे परिणाम मिलेंगे। सुबह के समय और शाम के समय खाली पेट इस आसन का अभ्यास करना अधिक फलदायी होता है। इस आसन को नियमित कम-से-कम 5-10 बार करें।

## विधि

- पैरों को एक-दूसरे से 12 इंच दूर रखते हुए जमीन पर खड़े हो जाएं।
- अब बांहों को छाती के सामने से बाहर की ओर ऐसे फैलाएं कि हथेलियां आमने-सामने हों।
- सांस भरें और सांस छोड़ते हुए अपनी बांहों को धीरे-धीरे अपने शरीर के दाईं ओर ले जाएं।
- अपने शरीर को दाईं ओर घुमाइए।
- शरीर को कमर से मोड़िए और अपनी बांहों को यथासंभव पीछे की ओर ले जाने का प्रयास कीजिए।
- दाईं ओर घुमाते समय दाईं बांह को सीधा रखना चाहिए और बाईं बांह मुड़नी चाहिए।

- जब आप अच्छी तरह घूम जाते हैं तो इस स्थिति को बनाए रखें और फिर सांस लेते हुए आप बीच में आएं।
- यह आधा चक्र हुआ।
- यही प्रक्रिया बाईं ओर भी दोहराएं।
- अब एक चक्र पूरा हुआ।
- इस तरह से आप पहले 3 से 5 चक्र करें फिर इसको धीरे-धीरे बढ़ाते जाएं।

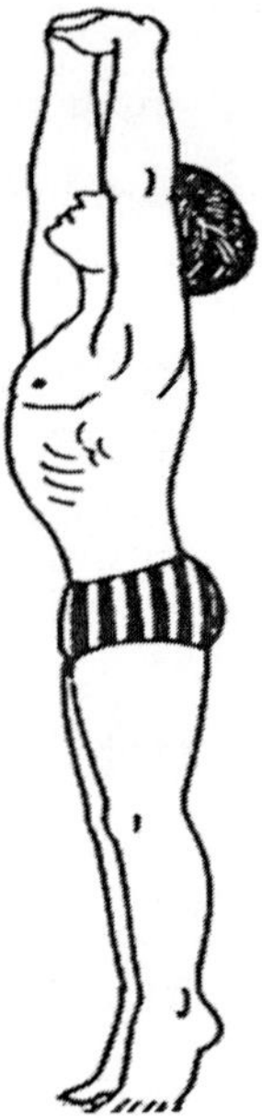

### लाभ

- इसके नियमित अभ्यास से कब्ज की शिकायत दूर हो जाती है।
- मेरुदंड और कमर में लचीलापन आता है।
- हाथ और पैरों की मांसपेशियों के लिए लाभदायक है।
- गर्दन एवं कंधों को आराम देते हुए पेट की मांसपेशियों एवं पीठ को शक्तिशाली बनाता है।
- बैठकर या दफ्तर में कार्य करने वालों के लिए लाभदायक है।

### सावधानी

- कटिचक्रासन करते हुए पैरों के तलवे जमीन से उठने नहीं चाहिए। केवल कमर से ऊपर के भाग को बाईं और दाईं ओर मोड़ना है।
- गर्भावस्था, हर्निया, स्लिप डिस्क एवं उदर के हिस्से में हुई कोई भी सर्जरी वाले व्यक्तियों के लिए यह आसन वर्जित है।
- यदि आपको रीढ़ की हड्डी की कोई भी समस्या हो तो आप चिकित्सक से सलाह लेकर ही यह आसन करें।
- बिना रुके तेज गति से इसे पांच से दस बार दोहराएं। किसी प्रकार का झटका नही दें।

## ☞ गोमुखासन

गोमुखासन संस्कृत भाषा से लिया गया है। यह तीन शब्दों से मिलकर बना है- गौ, मुख और आसन। गौ यानी गाय, मुख यानी मुंह या चेहरा और आसन यानी योग की मुद्रा। गोमुख यानी गाय के मुख वाला। इस आसन में पांव की स्थिति बहुत हद तक गोमुख की आकृति जैसे होती है। इसीलिए इसे गोमुखासन कहा जाता है।

## विधि

- सबसे पहले आप दोनों पैरों को आगे की ओर फैलाकर बैठ जाएं और हाथ को बगल में रखें।
- बाएं पांव को घुटने से मोड़ें तथा दाएं नितंब की बगल से जमीन पर रख लें।
- उसी तरह से दाएं पांव को घुटने से मोड़ें, बाएं पांव के ऊपर से लाएं तथा दाई एड़ी को बाएं नितंब के पास रखें।

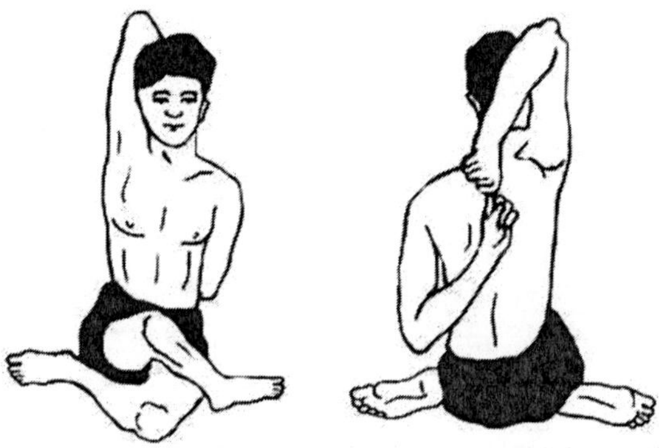

- अब आप बाएं हाथ को उठाएं और इसको कोहनी से मोड़ें और पीछे की ओर कंधों से नीचे ले जाएं।
- दाई बांह उठाएं, कोहनी से मोड़ें और ऊपर की ओर ले जाकर पीछे पीठ पर ले जाएं।
- दोनों हाथों की अंगुलियों को पीठ के पीछे इस तरह से रखें कि एक-दूसरे को आपस में गूंथ लें।
- अब सिर को कोहनी पर टिकाकर यथासंभव पीछे की ओर धकेलने का प्रयास करें।
- जहां तक हो सके आगे देखने की कोशिश करें और अपने हिसाब से आसन को धारण करें।
- यह आधा चक्र हुआ।
- पांवों और हाथों की स्थिति बदलते हुए इसे दोहराएं।
- अब एक चक्र पूरा हुआ। इस तरह से आप तीन से पांच बार करें।

## लाभ

- गोमुखासन करने से रीढ़ की हड्डी मजबूत होती है और इसको सीधा रखने में मदद करती है।

- गोमुखासन से हमारे हाथ की मांसपेशियां मजबूत होती हैं।
- इसके साथ-साथ यह हमारी पीठ को मजबूत बनाने के लिए मदद करता है।
- गोमुखासन बवासीर को रोकने में मदद करता है। अगर आप इसका हर रोज अभ्यास करते हैं तो आपको इस तरह की बीमारी नहीं होगी।
- गोमुखासन से सेक्सुअल प्रॉब्लम को दूर करने में मदद मिलती है। यह महिलाओं के सेक्स संबंधित रोगों को दूर करने में मदद करता है।
- जिन लोगों को कमर में दर्द रहता है, वह इसका अभ्यास कर सकते हैं। इस आसन से कमर दर्द में आराम मिलता है।
- यह शरीर को ताकतवर और लचकदार बनाने में भी मदद करता है।
- जिन लोगों को डायबिटीज की बीमारी है। अगर वे इस आसन को प्रतिदिन करते हैं तो उनकी डायबिटीज कंट्रोल में रहती है।
- जिन लोगों के फेफड़े बहुत कमजोर हैं या जिन्हें सांस लेने में दिक्कत होती है, उन्हें इस आसन को हर रोज करना चाहिए, क्योंकि यह हमारी छाती को स्वस्थ बनाता है और यह फेफड़ों की सफाई करते हुए इनकी क्षमता भी बढ़ाता है।
- अगर अस्थमा के पीड़ित रोगी इसका नियमित अभ्यास करते हैं तो उनको इस रोग में आराम मिलता है।

### सावधानी

- अगर बवासीर की समस्या के कारण खून बह रहा हो तो इस आसन का अभ्यास नहीं करना चाहिए।
- हाथ और पैर में ज्यादा दर्द होने पर इस आसन का अभ्यास न करें।
- रीढ़ की हड्डी में कोई गंभीर समस्या हो तो इस योग को बिलकुल न करें।
- अगर पीठ के पीछे हाथ बंधने में परेशानी हो रही हो तो जोर-जबरदस्ती न करें।
- घुटनों में दर्द होने पर इसका अभ्यास न करें।

## ☞ मत्स्यासन

मत्स्यासन संस्कृत के शब्द मत्स्य से निकला है, जिसका अर्थ होता है मछली। यह आसन पीठ के बल लेटकर किया जाने वाला आसन है। इसमें शरीर का आकार मछली जैसा प्रतीत होता है, इसको मत्स्यासन कहा जाता है। इतना ही नहीं, यदि यह आसन पानी में किया जाए तो शरीर मछली कि तरह तैरने लग जाता है।

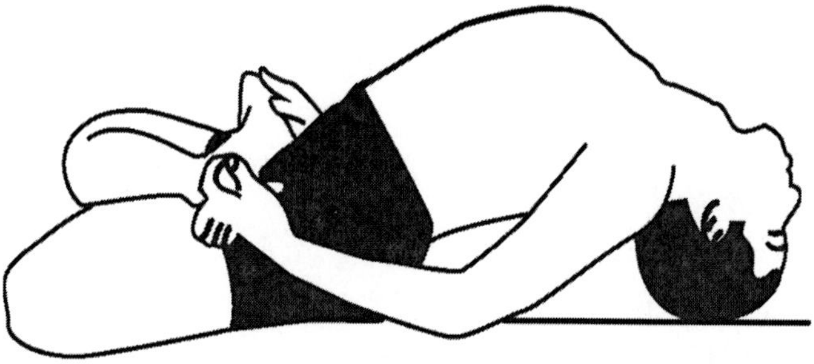

## विधि

- साधक सबसे पहले पद्मासन में बैठ जाएं।
- धीरे-धीरे पीछे झुकें और पूरी तरह पीठ के बल लेट जाएं।
- बाएं पांव को दाएं हाथ से पकड़ें और दाएं पांव को बाएं हाथ से पकड़ें।
- कोहनियों को जमीन पर टिका रहने दें।
- घुटने जमीन से सटे होने चाहिए।
- अब आप सांस लेते हुए अपने सिर को पीछे की ओर लेकर जाएं या हाथ की सहायता से भी आप अपने सिर को पीछे गर्दन की ओर कर सकते हैं।
- धीरे-धीरे सांस लें और धीरे-धीरे सांस छोड़ें।
- इस अवस्था को अपने हिसाब से मेंटेन करें।
- फिर लंबी सांस छोड़ते हुए अपनी आरंभिक अवस्था में आएं।
- इस तरह से आप 3 से 5 चक्र करें।

## लाभ

- इससे छाती और पेट के रोग दूर होते हैं।
- यह गर्दन, कंधे व छाती में खिंचाव पैदा करता है तथा मांसपेशियों को तनावमुक्त करता है।
- मधुमेह के रोगियों के लिए यह बहुत फायदेमंद है।
- यह सांस से संबंधित समस्याओं का निवारण करता है और गहरी लंबी सांस लेने में मदद करता है।
- इसके नियमित अभ्यास से महिलाओं के मासिक धर्म संबंधी रोग दूर होते हैं।
- रक्त का निर्माण और संचार करता है।
- यह कब्ज दूर कर भूख को बढ़ाता है और भोजन को पचाता है, पेट की गैस दूर करता है।

- पैराथायरॉइड, पीनियल व पिट्यूटरी ग्लांड्स को परिपोषित करता है और मोटापा कम करने के लिए यह एक उपयोगी आसन है।

## सावधानी

- इसे सुबह खाली पेट करें।
- छाती व गले में अत्यधिक दर्द या अन्य कोई रोग होने की स्थिति में यह आसन न करें।
- यह आसन सावधानीपूर्वक करना चाहिए, शीघ्रता से गर्दन में मोच आ जाने का भय रहता है, क्योंकि धड़ को बिलकुल ऊपर कर देना होता है।
- यह आसन एक मिनट से पांच मिनट तक किया जा सकता है।
- यदि आपको कम या उच्च रक्तचाप की समस्या है तो यह आसन न करें।
- माइग्रेन व इंसोम्निया से ग्रसित लोगों को भी मत्स्यासन नहीं करना चाहिए।
- जिन लोगों को कमर या गर्दन में कुछ चोट है, उनको भी यह आसन नहीं करना चाहिए गर्दन में मोच आ सकती है।
- घुटने में दर्द वाले भी इस आसन को करने से बचें।
- 14 वर्ष से कम आयु के बच्चे यह आसन करते समय अंतिम मुद्रा में न रुकें।

# ☞ मत्स्येंद्रासन/अर्द्धमत्स्येंद्रासन

मत्स्येंद्रासन, संस्कृत भाषा का शब्द है, जो चार शब्द अर्ध, मत्स्य, इंद्र और आसन से मिलकर बना है। अर्ध यानी आधा, मत्स्य यानी मछली, इंद्र यानी राजा तथा आसन यानी योग की मुद्रा। कहते हैं कि मत्स्येंद्रासन की रचना गोरखनाथ के गुरु स्वामी मत्स्येंद्रनाथ जी ने की थी। वे इस आसन में ध्यानस्थ रहा करते थे। यह आसान अन्य आसान की तरह सरल नहीं, बल्कि कठिन है। कुछ लोग इसे आधा ही करते हैं, इसलिए इसे अर्द्धमत्स्येंद्रासन आसन भी कहते हैं। इसमें शरीर को आधा मोड़ना या घुमाना होता है। इस आसन को वक्रासन भी कहा जाता है। इस आसन को हलासन, भुजंगासन तथा सर्वांगासन का पूरक माना गया है। रीढ़ की हड्डी और पैरों सहित लगभग पूरा शरीर इस आसन में शामिल होता है, इसलिए स्वास्थ्य की दृष्टि से यह शरीर के विभिन्न अंगों के लिए फायदेमंद होता है।

## विधि

इस आसन को करने के लिए फर्श पर चटाई या दरी बिछाकर बैठ जाएं। इसके बाद दाएं पैर को घुटने से मोड़कर एड़ी को अंदर की तरफ बाएं नितंब (हिप्स) और अंडकोष के बीच लगाकर फर्श से टिकाकर रखें। फिर बाएं पैर को घुटनों से मोड़कर ऊपर से

उठाकर लाएं और दाएं घुटने के पास दाईं ओर फर्श पर टिकाकर रखें। अब दाएं हाथ को बाएं घुटने के आगे से घुमाकर दाएं पैर के अंगूठे को पकड़ लें और बाएं हाथ को पीछे से लाकर दाईं जांघ को पकड़ने की कोशिश करें। इस स्थिति में आने के बाद सिर, गर्दन व छाती को धीरे-धीरे बाईं ओर घुमाएं। कुछ समय तक इस स्थिति में रहने के बाद यह क्रिया दूसरे पैर से दूसरी ओर भी करें। इस तरह दोनों पैरों को बदल-बदल कर इस क्रिया को 3-3 बार करें।

## अर्द्धमत्स्येंद्रासन का तरीका

पूर्ण मत्स्येंद्रासन करने में कठिनाई हो तो अर्द्धमत्स्येंद्रासन करना चाहिए। इस आसन में पहले दाएं पैर को घुटने से मोड़कर बाएं नितंब व अंडकोष के बीच में लगाएं। फिर बाएं पैर को घुटने से मोड़कर दाईं जांघ के पास फर्श से टिकाकर रखें। फिर दाएं हाथ से दाएं पैर के अंगूठे को पकड़ें तथा बाएं हाथ को पीछे से घुमाकर दाईं जांघ को छूने की कोशिश करते हुए सिर, गर्दन व छाती को धीरे-धीरे बाईं ओर घुमाते हुए ठोड़ी को कंधे की सीध में लाएं, इस आसन को मत्स्येंद्रासन की तरह ही किया जाता है। इसमें दोनों ओर शरीर को मोड़ने के स्थान पर शरीर को एक ओर ही मोड़कर अभ्यास किया जाता है, इसीलिए इसे अर्द्धमत्स्येंद्रासन कहा जाता है।

## लाभ

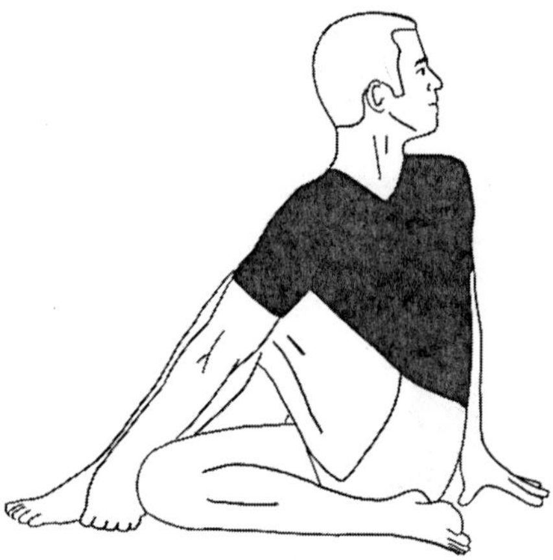

- यह आसन हर्निया के रोग में लाभदायक है।
- इससे मेरुदंड मजबूत व लचीला बनता है।
- यह आसन मांसपेशियों तथा जोड़ों को अधिक लचीला बनाता है।
- यह आसन मधुमेह तथा वायु विकार दूर करता है।
- यह आसन मूत्राशय, आमाशय इत्यादि से संबंधित रोगों में लाभदायक है।
- छोटी और बड़ी आंतों के रोगों में अति उपयोगी है।
- इस आसन को करने से मोटापा दूर हो जाता है।
- यह आसन संपूर्ण शरीर को शुद्ध करता है।

## सावधानी

- मत्स्येंद्रासन की मुद्रा से बाहर आने के लिए सांस लें और सीधे होते हुए अपनी पुरानी मुद्रा में आएं।
- गर्भवती महिलाओं को इस आसन का अभ्यास नहीं करना चाहिए।
- रीढ़ में अकड़न से पीड़ित व्यक्तियों को यह आसन सावधानीपूर्वक करना चाहिए।
- एसिडिटी या पेट में दर्द हो तो इस आसन को करने से बचना चाहिए।
- हृदय रोगी इस अभ्यास को न करें।
- घुटने में ज्यादा परेशानी होने से इस आसन के अभ्यास से बचें।
- गर्दन में दर्द होने से इसको सावधानीपूर्वक करें।
- हृदय या दिमाग में अगर सर्जरी हुई है तो मत्स्येंद्रासन करने से बचना चाहिए।

# ☞ मार्जरी आसन

मार्जरी शब्द संस्कृत के मार्जर से बना है, जिसका अर्थ होता है बिल्ली। यह आसन बिल्ली को देखकर बनाया गया है। जिस तरह बिल्ली अपने हाथ-पांव के माध्यम से पूरे शरीर को अंगड़ाती है, उसी तरह इस आसन को किया जाता है। इसीलिए इस आसान को मार्जरी आसन कहा जाता है। यह एक बहुत ही सरल आसन है, जिसे खास तौर पर गर्दन और रीढ़ को लचीला बनाने के लिए किया जाता है।

## विधि

- घुटनों के बल बैठ जाएं और हाथों को जमीन पर रखकर शरीर को एक मेज की तरह बना लें।
- अपने हाथों को कंधों के ठीक नीचे रखें, हथेलियां जमीन की ओर होनी चाहिए तथा घुटनों में थोड़ा अंतर होना चाहिए।
- गर्दन सीधी रखें तथा नजरें सामने की ओर होनी चाहिए।
- अब सांस लेते हुए अपनी ठोड़ी को ऊपर की ओर उठाएं तथा सिर को पीछे की ओर ले जाएं।
- अपने पेट को जमीन की ओर दबाने की कोशिश करें और अपनी कमर के नीचे के हिस्से को ऊपर की ओर उठाएं।

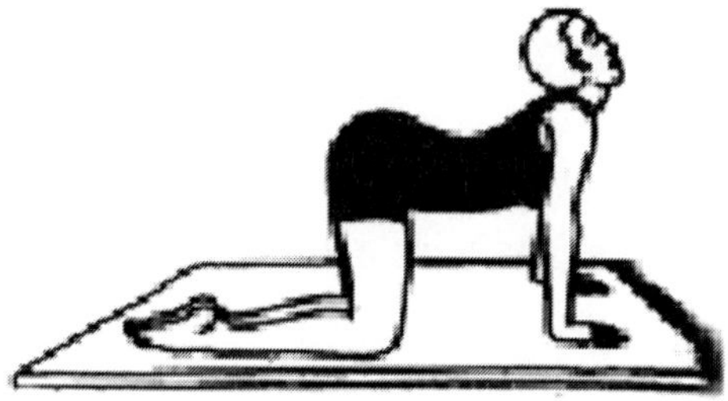

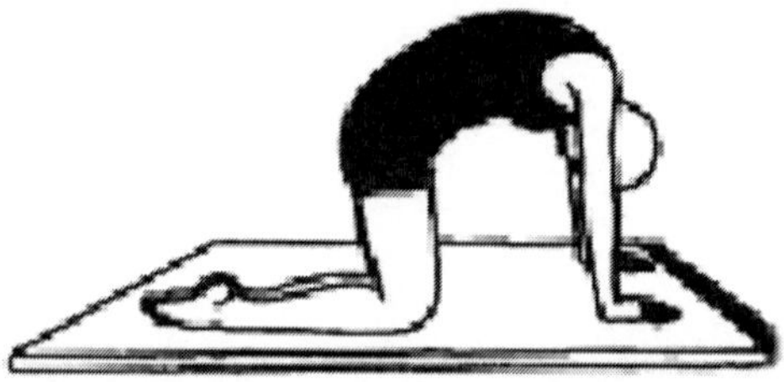

- अपने हिप्स को सिकोड़ लें जब तक कि आप तनाव महसूस नहीं करते हैं।
- अब लंबी गहरी सांस लें और इस स्थिति में बने रहें।
- इसके पश्चात् सांस को छोड़ते हुए ठोड़ी को छाती से लगाएं।
- अपनी पीठ को धनुष के आकार में जितना ऊपर हो सके उतना उठा लें और हिप्स को ढीला छोड़ दें।
- कुछ देर इसी स्थिति में बने रहें फिर सामान्य अवस्था में आ जाएं।
- इस प्रक्रिया को कम-से-कम 5 बार दोहराएं।

## लाभ

- यह आसन आगे की ओर झुकने और पीछे मुड़ने वाला योग आसन है, जिससे आपके रीढ़ की हड्डी पर खिंचाव पड़ता है, जो रीढ़ की हड्डी को अधिक लचीला बनाने के साथ - साथ उसे मजबूत करता है।
- इस आसान से पेट की मांसपेशियों पर भी खिंचाव पड़ता है, जिससे पेट के सभी अंगों की अच्छी मालिश हो जाती है। यह मालिश पेट के अंगों को उत्तेजित करती है, जो कि पाचन क्रिया में सुधार करने में मदद करती है।
- इस आसान को करते वक्त व्यक्ति को लंबी और गहरी सांस लेना पड़ती है, जिससे फेफड़े अच्छी तरह से फैलते हैं। इसके कारण पूरे शरीर में ऑक्सीजन अधिक मात्रा में जाती है, जो कि रक्त परिसंचरण में सुधार करती है।

- इस आसान में नाभि को अंदर की ओर खींचना पड़ता है, जो कि लंबे समय में आपके पेट से अनावश्यक वसा को कम करने में मदद करता है। इससे आपके पेट की चर्बी कम हो जाएगी।
- यह आसन मन को शांत करके मानसिक शांति प्रदान करता है। इसके अलावा इस आसन को करने से आपके कंधे और कलाई दोनों मजबूत होंगे।

## सावधानी

- अगर आपको गर्दन में चोट या दर्द है तो आप इस आसन को करने की कोशिश न करें।
- अपनी क्षमता से अधिक इस आसन को करने की कोशिश न करें।
- इस आसन को महिलाएं गर्भावस्था के दौरान न करें।
- पीठ या घुटनों के दर्द से पीड़ित लोगों को यह आसन को नहीं करना चाहिए।
- बिल्ली की मुद्रा (कैट पोज) को करने से पहले डॉक्टर से परामर्श करना सबसे अच्छा है।
- आप इस आसन का अभ्यास किसी प्रमाणित योग-शिक्षक के मार्गदर्शन में करें।
- यदि आप सिर की चोट से पीड़ित हैं, तो सुनिश्चित करें कि आप अपने सिर को अपने धड़ के अनुरूप रखें।

# ☞ नटराज आसन

'नटराज' भगवान शंकर के नर्तक रूप को कहा गया है। इस आसन को सबके लिए कर पाना आसान नहीं है, लेकिन नियमित अभ्यास के बाद इसे किया जा सकता है।

## विधि

- सबसे पहले आप सीधे खड़े हो जाएं।
- अब आप अपने दाएं पैर को उठाएं, उसे घुटनों से मोड़ें तथा जितना संभव हो पीठ के पीछे ले जाएं।
- दोनों बांहों को सामने से ऊपर उठाएं, फिर उन्हें पीछे ले जाएं।
- अब आप बाएं पांव पर खड़े रहें और अपना संतुलन बनाते हुए दाएं पैर को दोनों हाथों से पकड़कर जितना संभव हो सिर के ऊपर ले जाएं।
- ध्यान रहे आपका सिर स्थिर और दृष्टि सामने हो।
- जहां तक हो सके इस अवस्था को बनाए रखें और फिर धीरे-धीरे आरंभिक स्थिति में आ जाएं।

- यह आधा चक्र हुआ।
- इसी तरह आप बाएं पैर से भी इसे करें।
- अब एक चक्र पूरा हुआ।
- इस तरह आप 5 से 7 चक्र करें।

## लाभ

- नटराज आसन का अभ्यास करने से आपको वजन कम करने में मदद मिलती है।
- यह आपके शरीर की मुद्रा में सुधार करता है और शरीर के संतुलन को बढ़ाता है।

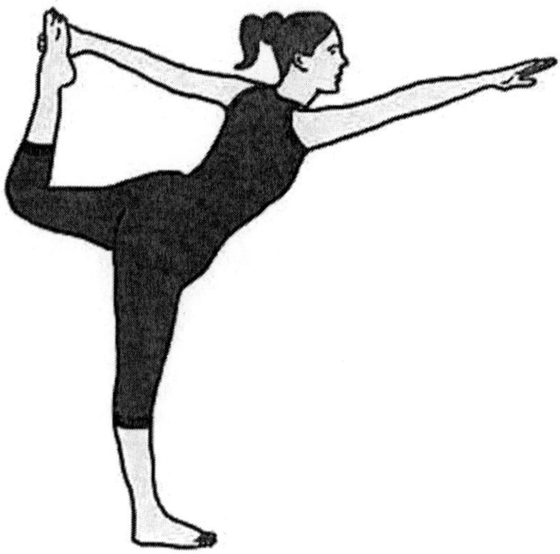

- नटराज आसन करने से थाई, हिप्स, टखनों और सीने की मसल्स को स्ट्रेच करने में मदद मिलती है।
- यह आपकी एकाग्रता बढ़ाने के लिए भी लाभकारी योगासन है।
- तनाव को कम करने और दिमाग को शांत करने के लिए आपको नटराज आसन का अभ्यास करना चाहिए।
- इस योगासन के अभ्यास से एब्डोमिनल ऑर्गन के फंक्शन को सुधारने में मदद मिलती है, जिससे पाचन बेहतर होता है।
- यह पांव की नसों, रीढ़ की हड्डी एवं कंधों के लचीलेपन को भी बढ़ाता है।

## सावधानियां

- नटराज आसन उनको नहीं करना चाहिए, जिन्हें घुटनों में बहुत दर्द हो।
- वैरिकोस नस से परेशान रहने वाले व्यक्ति को इस आसन का अभ्यास नहीं करना चाहिए।
- सायटिका के रोगियों को इससे परहेज करना चाहिए।
- रीढ़ की हड्डी में कोई परेशानी हो तो इसे करने से बचें।

## ☞ शव आसन

यह बहुत ही सरल, लेकिन प्रभावी योगासन है। इस आसन का नाम संस्कृत के शब्द 'शव' से पड़ा है, जिसका अर्थ है मूर्त शरीर। इस आसन में एक मृत शरीर के समान आकार लिया जाता है, इसलिए इस आसन को शव आसन कहा जाता है। इसका शारीरिक, मानसिक एवं आध्यात्मिक महत्त्व बहुत ही ज्यादा है। प्रायः योगाभ्यास के बीच में या अंत में शव आसन किया जाता है, ताकि शरीर शांत एवं स्थिर रहे। ध्यान के लिए शव आसन एक उत्तम योग-विधि है।

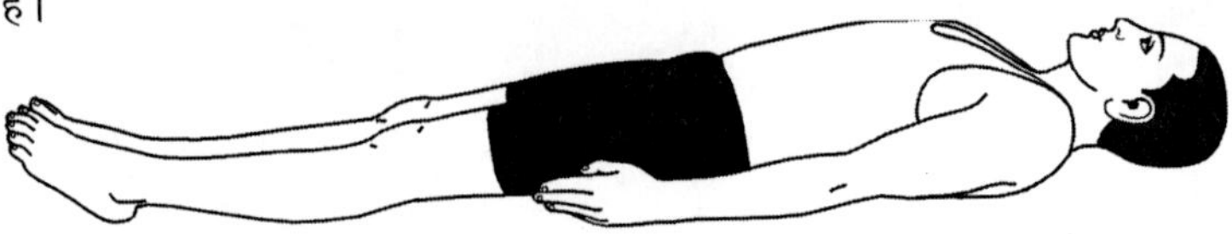

### विधि

- पीठ के बल लेट जाएं और हाथों को आराम से शरीर से एक फुट की दूरी पर रखें।
- पैरों के बीच एक या दो फुट की दूरी रखें।
- दोनों हाथ जमीन पर शरीर से 10 इंच दूर रखें।
- अंगुलियां तथा हथेली ऊपर की दिशा में रखें।
- सिर को अपने हिसाब से रखें।
- आंखें धीरे से बंद करें।
- धीरे-धीरे सांस लें और धीरे-धीरे सांस छोड़े।
- शव आसन में कोशिश की जाती है कि आपके शरीर का प्रत्येक अंग तनाव से मुक्त रहे और शरीर के अंगों को ज्यादा से ज्यादा आराम मिल सके।

### लाभ

- नींद अच्छी आती है।
- रक्तचाप, इंसोम्निया और एंग्जाइटी के मरीजों के लिए यह बहुत अच्छा है।
- मन शांत हो जाता है।
- यह आसन आत्मविश्वास को बढ़ाता है।
- शव आसन को करने से याददाश्त वापस आ जाती है।
- क्रोध की भावना और चिड़चिड़ापन खत्म हो जाता है।
- इससे शारीरिक व मानसिक थकान दूर होती है।

- शव आसन वात दोष (गैस्ट्रिक समस्याओं) के लिए बहुत अच्छा है, क्योंकि शव आसन अभ्यास में शरीर जमीन के साथ छूता है, जिससे हमारे पाचन तंत्र को आराम मिलता है।

## सावधानी

- श्वसन करते समय आंखें खुली हुई नहीं होनी चाहिए। आंखें हमेशा बंद रखें, ताकि मन को शांति मिले।
- शरीर को बिलकुल भी टाइट न रखें, इसे ढीला छोड़ दें। सांस की पोजिशन में शरीर को हिलना भी नहीं चाहिए।
- श्वास की स्थिति में शरीर को हिलाना नहीं चाहिए।
- ध्यान केंद्रित करना चाहिए ।
- अंत में अपनी चेतना को शरीर के प्रति लेकर आएं।
- आंखें बंद रखनी चाहिए।

# ☞ योगनिद्रा

यूं तो योग में कई आसनों को सम्मिलित किया गया है, परंतु योगनिद्रा कोई योगमुद्रा नहीं है। यह एक तरह की ध्यान मुद्रा है, जिसे जमीन पर लेटकर किया जाता है, परंतु फिर भी इसे योग में शामिल किया गया है, क्योंकि इसे करने से मानव का शरीर निरोगी रहता है। यदि इसे नियमित 10 से 30 मिनट तक किया जाए तो कई तरह की स्वास्थ्य समस्ओं को ठीक किया किया जा सकता है। योगनिद्रा का मतलब  है आध्यात्मिक नींद यानी वह नींद, जिसमें जागते हुए सोया जाता है। इसे रोज 10 से 45 मिनट तक किया जा सकता है। योगनिद्रा के जरिए मस्तिष्क व शरीर में नई ऊर्जा का संचार होता है।

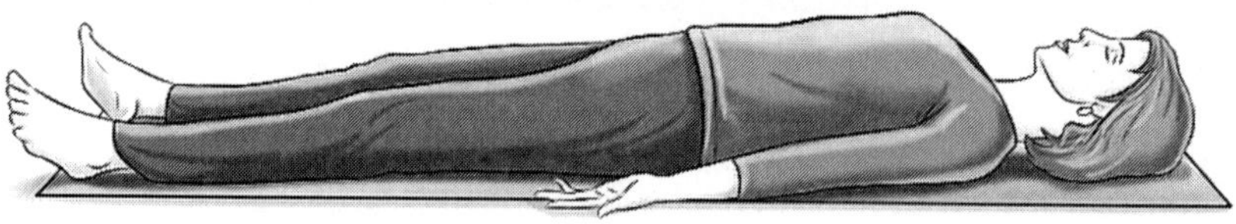

## विधि

- स्वच्छ स्थान पर दरी बिछाकर उस पर एक कंबल बिछाएं। ढीले कपड़े पहनकर कंबल पर शव आसन  की स्थिति में लेट जाएं। जमीन पर दोनों पैर लगभग एक फुट की दूरी पर हों। हथेली कमर से 6 इंच दूरी पर हो और आंखें बंद रखें।
- इसके बाद सिर से पांव तक पूरे शरीर को पूर्णत: शिथिल कर दीजिए और मन–मस्तिष्क से तनाव हटाकर निश्चितता से लेटे रहें। इस दौरान पूरी सांस लेना व छोड़ना जारी रखें।

- अब कल्पना करें कि आपके हाथ, पांव, पेट, गर्दन, आंखें सब शिथिल हो गए हैं। तब फिर स्वयं से मन-ही-मन कहें कि मैं योगनिद्रा का अभ्यास करने जा रहा हूं। ऐसा तीन बार दोहराएं और गहरी सांस छोड़ना तथा लेना जारी रखें।
- अब अपने मन को शरीर के विभिन्न अंगों पर ले जाइए और उन्हें शिथिल व तनाव रहित होने का निर्देश दें। पूरे शरीर को शांतिमय स्थिति में रखें। महसूस करें कि संपूर्ण शरीर से दर्द बाहर निकल रहा है और मैं आनंदित महसूस कर रहा हूं। गहरी सांस लें।
- फिर अपने मन को दाहिने पैर के अंगूठे पर ले जाइए। पांव की सभी अंगुलियां कम-से-कम पांव का तलवा, एड़ी, पिंडली, घुटना, जांघ, नितंब, कमर, कंधा शिथिल होता जा रहा है।
- इसी तरह बायां पैर भी शिथिल करें। सहज सांस लें व छोड़ें। अब लेटे-लेटे पांच बार पूरी सांस लें व छोड़ें। इसमें पेट व छाती चलेगी। पेट ऊपर-नीचे होगा।

## लाभ

- इस योगासन के पश्चात् शरीर को आराम मिलता है।
- योगनिद्रा से आप अपने मस्तिष्क को आराम पहुंचा सकते हैं।
- योगनिद्रा की मदद से योग की अन्य मुद्राओं को करने के बाद शरीर के तापमान को सामान्य स्तर पर लाया जा सकता है।
- इसकी मदद से विभिन्न आसनों से प्राप्त ऊर्जा को नियंत्रित करके तंत्रिका तंत्र के कार्यों को सुचारु रूप से किया जा सकता है।
- योगनिद्रा को करने से एकाग्रता बढ़ती है। आप किसी भी काम को करने में एकाग्र हो पाते हैं।
- योगनिद्रा से मस्तिष्क की थकान दूर होती है, जिसके फलस्वरूप आप तनावमुक्त हो जाते हैं।
- आपके तंत्रिका तंत्र का कार्य सुचारु रूप से होने से शरीर के अन्य अंगों की कार्यक्षमता बढ़ जाती है।

## सावधानी

- अभ्यास के पूर्व पेट हल्का रखें। योगासन एवं योगनिद्रा के पूर्व भरपेट भोजन नहीं करना चाहिए।
- योगनिद्रा खुली जगह पर करें।
- इस योगासन का स्थान आरामदायक एवं अव्यवस्था रहित स्थान होना चाहिए।
- योगनिद्रा में सोना नहीं है और शरीर को किसी भी तरह हिलाना नहीं है।
  कुछ लोगों को योगनिद्रा के पश्चात् हल्की-सी ठंड का आभास होता है। अतः साथ में एक कंबल रखना चाहिए।
- इसमें नींद नहीं निकालना, क्योंकि यह एक मनोवैज्ञानिक नींद है।
- सोचना नहीं है, बल्कि सांसों के आवागमन को महसूस करना।

## ☞ शीर्षासन

यह संस्कृत के शब्द शीर्ष से बना है। शीर्ष का अर्थ होता है सिर। इस आसन में साधक को सिर के बल एवं हाथों के संतुलन के बल खड़ा होना पड़ता है, इसीलिए इसे शीर्षासन कहा जाता है। यह आसान थोड़ा कठिन है, लेकिन यदि आप चेहरे को लंबे समय तक चमकदार और स्वस्थ बनाए रखना चाहते हैं तो यह बहुत कारगर है। चूँकि आप अपने सिर पर खड़े होते हैं, इसलिए रक्त-संचार नीचे की तरफ होने लगता है और चेहरे की तरफ रक्त-संचार बेहतर होता है।

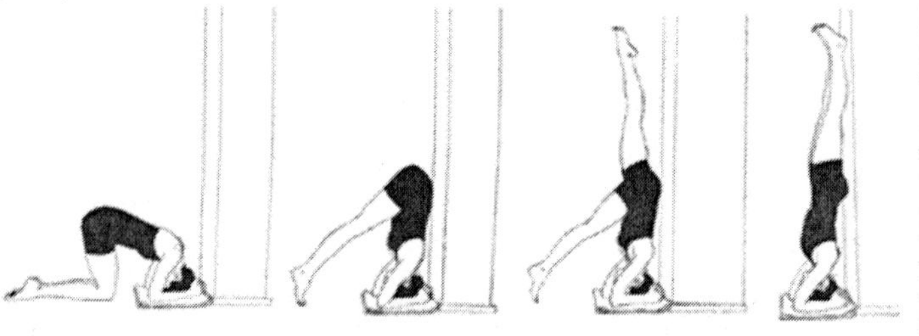

### विधि

शीर्षासन के लिए चादर या चटाई बिछाकर सबसे पहले आपको वज्रासन में बैठना पड़ेगा। ध्यान रहे कि आप इस तरह से बैठें कि आपके आगे झुकने के लिए भरपूर जगह हो।

- वज्रासन में बैठकर आप दोनों कोहनियों को जमीन पर टिकाकर दोनों हाथों की उंगलियों को आपस में मिला लें।
- अब दोनों हाथों की उंगलियों को मिलाकर आपकी हथेलियां ऊपर की ओर होनी चाहिए, जिससे आप अपने सिर को हथेलियों का सहारा दे सकें।
- अब धीरे-धीरे आगे की ओर झुकते हुए अपने सिर को हथेलियों पर रखें और सांस नॉर्मल रखें। फिर धीरे-धीरे अपने सिर पर शरीर का भार आने दें।
- इस अवस्था में आकर आपको अपने पैरों को आसमान की ओर उठाना है ठीक इस तरह से, जैसे आप सीधे पैरों के बल खड़े होते हैं और वैसे ही उल्टा खड़ा होना है।
- कुछ देर इस पोजिशन में रहें और फिर नॉर्मल पोजिशन में वापस आ जाएं।

### लाभ

- इस आसन के अभ्यास से नेत्र-दोष, बालों का झड़ना और सफेद होना, रक्त-विकार इत्यादि रोग ठीक हो जाते हैं।
- यह आसन नजला और जुकाम में अत्यंत लाभदायक है।
- इस आसन के अभ्यास से मस्तिष्क संबंधी अधिकांश रोग ठीक हो जाते हैं।

- यह हिस्टिरिया एवं अंडकोष-वृद्धि, हर्निया, कब्ज आदि रोगों को दूर करता है।
- शीर्षासन से रक्त का प्रवाह ठीक होता है, मस्तिष्क में रक्त-प्रवाह बढ़ने से दिमाग सक्रिय होता है, ग्रंथियों की कार्य-प्रणाली दुरुस्त होती है, पेट में स्थित अंगों जैसे- आमाशय, लिवर, किडनी आदि एक्टिव होते हैं और पाचन तंत्र ठीक रहता है। भूख लगातार बढ़ती जाती है, खून का दौरा बराबर ठीक होता है। खून शुद्ध बनने लगता है। हृदय प्रसन्न रहता है।
- मानसिक शक्ति और नेत्र ज्योति में वृद्धि होती है। कठिन-से-कठिन कार्य करने में दिल नहीं घबराएगा।
- बालों संबंधी समस्याओं यानी बालों के झड़ने की समस्या हो या फिर समय से पहले बाल सफेद होने की समस्या, इनसे निजात पाने के लिए शीर्षासन करना चाहिए।

## सावधानी

- प्रारंभ में यह आसन दीवार के सहारे टिककर ही करें और वह भी योगाचार्य की देखरेख में।
- सिर को भूमि से टिकाते समय ध्यान रखें कि अच्छी तरह सिर का व भाग टिका हो, जिससे गर्दन और रीढ़ की हड्डी सीधी रह सकें।
- पैरों को झटके से ऊपर न उठाएं। अभ्यास से यह स्वतः ऊपर उठने लगते हैं।
- पुनः सामान्य स्थिति में आने के लिए झटके से पैरों को भूमि पर न रखें तथा सिर एकदम से ऊपर न उठाएं।
- पैरों को क्रमशः ही भूमि पर रखें और सिर को हाथों के पंजों के बीच में कुछ देरी तक रखने के बाद ही वज्रासन में आएं।
- हृदय रोग, अल्सर, चक्कर आने वाले व्यक्ति इस आसन से परहेज करें।
- जिन लोगों का ब्लड प्रेशर बहुत अधिक होता है, उन्हें भी यह आसन नहीं करना चाहिए।
- जिन्हें सिर, मेरुदंड, पेट आदि में कोई शिकायत हो, वे यह आसन कतई न करें।
- जिन लोगों को कम दिखाई देता है या फिर आंख से सम्बंधित कोई परेशानी हो, वे लोग इस आसन को न करें।
- इस आसन को करने से पहले सर्वांगासन का अभ्यास जरूर करना चाहिए।
- इस आसन के बाद ताड़ासन या शव आसन को जरूर करना चाहिए।

## ☞ जानुशीर्षासन

जानुशीर्षासन संस्कृत भाषा का शब्द है। यह तीन शब्दों से मिलकर बना है- जानुशीर्ष और आसन। जानु यानी जांघ, शीर्ष यानी सिर तथा आसन यानी योग की मुद्रा। इस आसन में सिर को घुटने से छुआ जाता है, जो लोग सांस सम्बंधी रोगों से राहत पाना चाहते हैं उन्हें भी इस आसन का अभ्यास नियमित रूप से जरूर करना चाहिए । यह मन और ह्रदय दोनों को शांत करने का कार्य करता है।

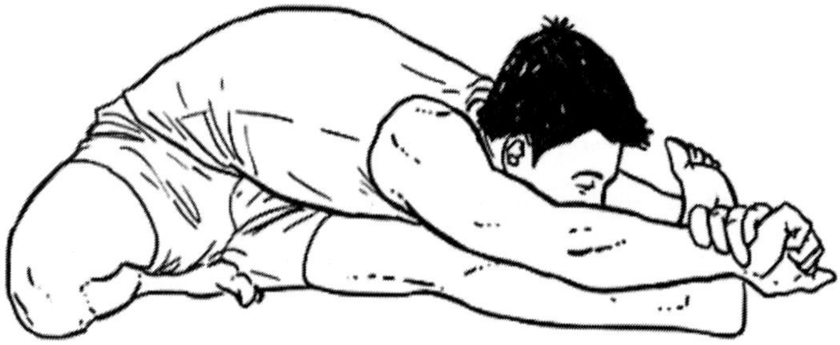

### विधि

- जानुशीर्षासन को करने के लिए अपने पैरों को सामने की ओर सीधे फैलाकर बैठ जाएं, लेकिन एक बात का ख्याल रखें कि रीढ़ की हड्डी एकदम सीधी हो।
- इसके पश्चात् अपने बाएं घुटने को मोड़ लें और इसके तलवे को दाहिनी जांघ के पास रखें, बायां घुटना जमीन पर रहने दें।
- अब सांस भरें, दोनों हाथों को सिर से ऊपर उठाएं, इनमें जब तक खिंचाव न बने, तब तक आपको उठाना है।
- अपनी कमर को दाहिनी ओर घुमाएं, सांस को छोड़ते हुए आगे की ओर बढ़ें और अपनी ठुड्डी को पंजों से पकड़ने की कोशिश करें। इस दौरान अपनी रीढ़ की हड्डी सीधी रखें।
- यदि आप कर पाएं तो अपने पैरों के अंगूठों को पकड़ने की कोशिश करें। अपनी कोहनियों को आराम देने के लिए जमीन पर टिकाएं।
- सांसों को रोककर इसी स्थिति में बने रहें। फिर सांस भरें और इसे छोड़ते हुए धीरे-धीरे ऊपर उठें, अपने हाथों को भी बगल के नीचे ले आएं।
- इस पूरी प्रक्रिया को आपको दाएं पैर के साथ भी दोहराना है।

## लाभ

- इस आसन से पीठ के निचले हिस्से तथा उदर के अंगों व कंधों का व्यायाम हो जाता है।
- डायबिटीज से ग्रसित लोगों के लिए यह बहुत ही फायदेमंद होता है।
- जो लोग अपने पेट को टोन करना चाहते हैं, उनके लिए भी जानुशीर्षासन मददगार होता है।
- कमर, हैमस्ट्रिंग, कोर मसल्स के लिए बहुत फायदेमंद होता है।
- सिर दर्द, चिंता और थकावट के लिए भी जानुशीर्षासन करना चाहिए।
- पाचन अंगों की मसाज, जिससे पाचन में सुधार हो सके, उसके लिए यह बहुत फायदेमंद होता है।

## सावधानी

- इस आसन को उतना ही करना चाहिए, जितनी आपमें क्षमता हो। इसे अपनी शारीरिक शक्ति से अधिक न करें।
- अगर आपको अस्थमा या डायरिया की समस्या हो तो इसे करने से बचना चाहिए।
- घुटनों में चोट लगी हुई है तो आप ज्यादा फ्लेक्स न हों। साथ ही सपोर्ट के लिए कंबल का इस्तेमाल कर सकते हैं।
- हृदय रोग और उच्च रक्तचाप से पीड़ित रोगियों को इसका अभ्यास नहीं करना चाहिए।
- अगर कमर में कोई समस्या है तो इसे करने से बचना चाहिए।

# ☞ पवनमुक्तासन

पवनमुक्तासन पवन, मुक्त और आसन, इन तीन शब्दों से मिलकर बना है। पवन का अर्थ है वायु, मुक्त का अर्थ होता है निकालना और आसन का अर्थ होता है स्थिति। यह आसन पेट की वायु (गैस) को निकालने में मदद करता है। इस आसन को पीठ के बल लेटकर किया जाता है। इस आसान से पेट के रोगों से निजात पाई जा सकती है।

## विधि

- अपनी पीठ के बल लेट जाएं और पैरों को साथ में मिला लें और हाथों को शरीर के साथ जोड़ लें।
- गहरी लंबी सांस अंदर लें और सांस छोड़ते हुए अपने दाएं घुटने को अपनी छाती के पास लेकर आएं। जंघा को हाथों से पकड़ते हुए पेट पर दबाएं।

- दोबारा से एक लंबी गहरी सांस लें और छोड़ते हुए अपने सर और छाती को जमीन से उठाएं। अपनी ठोड़ी को अपने दाएं घुटने से लगाएं।
- इस आसन में कुछ देर तक रहें और लंबी गहरी सांसे लेते रहें।
- ध्यान दें : सांस छोड़ते हुए अपने घुटने को हाथों से कसकर पकड़ लें। छाती पर दबाव बनाएं। सांस लेते हुए ढीला छोड़ दें।
- सांस छोड़ते हुए वापस जमीन पर आ जाएं और विश्राम करें।
- यह पूरी प्रक्रिया बाएं पैर के साथ करें और फिर दोनों पैरों के साथ करें।
- चाहे तो आगे-पीछे थोड़ा झूल सकते हैं। दाएं-बाएं भी 3-4 बार झूल सकते हैं और उसके बाद विश्राम करें।

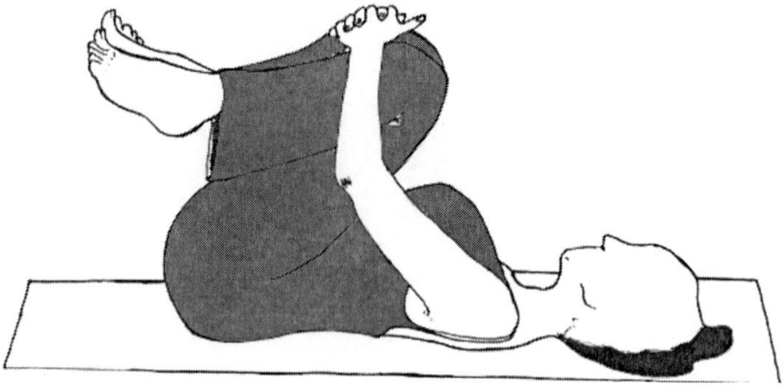

## लाभ

- पवनमुक्तासन करने से शरीर हल्का होता है और पाचन शक्ति बढ़ती है।
- यह आसन वायु विकार दूर करने में लाभकारी होता है।
- इसके अभ्यास से मोटापा कम हो सकता है।
- कब्ज, गैस, एसिडिटी जैसी प्रॉब्लम्स से भी छुटकारा मिलता है।
- खट्टी डकारें आना, पेट में बेचैनी, घबराहट, छाती में जलन इत्यादि समस्याओं को दूर करने के लिए यह आसान बहुत ही लाभकारी है।
- कमर दर्द, सायटिका, हृदय रोग, गठिया में भी यह आसन लाभकारी होता है।
- महिलाओं के लिए गर्भवस्था से संबंधित रोगों में पवनमुक्तासन काफी फायदेमंद होता है।

### सावधानी

- अगर आपकी कमर में दर्द हो तो इस आसन का अभ्यास न करें।
- घुटने में दर्द होने पर इस आसन को न करें।
- भोजन के तुरंत बाद यह आसन कदापि न करें।
- इस आसन को उन्हें भी नहीं करना चाहिए जिनकी गर्दन में दर्द हो।

## ☞ श्वान आसन

श्वान आसन संस्कृत का शब्द है, जो कि दो शब्दों से मिलकर बना है। श्वान और आसन। श्वान यानी कुत्ता और आसन यानी योग की मुद्रा। इस आसन को करते समय ठीक वैसी ही आकृति बनाई जाती है, जैसी श्वान (कुत्ता) आगे की ओर झुककर अपने शरीर को खींचते समय बनाता है। इसलिए इसे श्वान आसन कहा जाता है। योग विज्ञान ने इस आसन को कुत्ते से ही सीखा है। कुत्ते अक्सर इसी मुद्रा में शरीर की थकान मिटाने के लिए स्ट्रेचिंग करते हैं।

### विधि

- सबसे पहले जमीन पर एकदम सीधे खड़े हो जाएं और उसके बाद दोनों हाथों को आगे करते हुए नीचे जमीन की ओर झुक जाएं।
- झुकते समय आपके घुटने सीधे होने चाहिए और कूल्हों (hips) के ठीक नीचे होने चाहिए, जबकि आपके दोनों हाथ कंधे के बराबर नहीं बल्कि इससे थोड़ा-सा पहले झुके होने चाहिए।

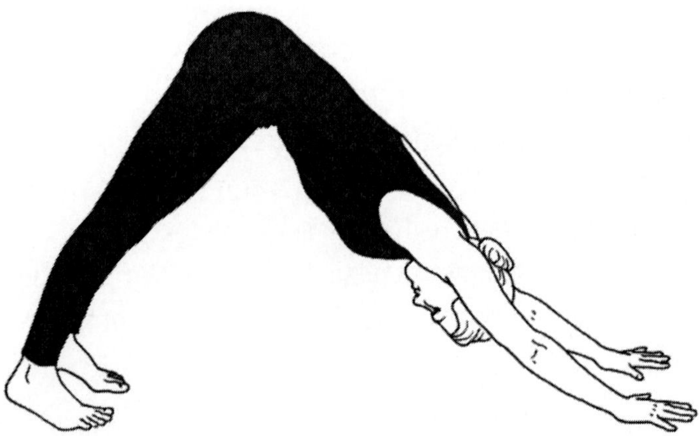

- अपने हाथों की हथेलियों को झुकी हुई में ही आगे की ओर फैलाएं और उंगलियां समानांतर रखें।
- श्वास छोड़ें और अपने घुटनों को श्वान आसन मुद्रा के लिए हल्का-सा धनुष के आकार में मोड़ें और एड़ियों को जमीन से ऊपर उठाएं।
- इस प्वाइंट पर अपने कूल्हों को पेल्विस से पर्याप्त खींचें और हल्का-सा प्यूबिस की ओर दबाएं।
- हाथों को पूरी तरह जमीन पर कंधों के नीचे से आगे की ओर फैलाए रखें, लेकिन उंगलियां जमीन पर फैली होनी चाहिए।
- इसके बाद अपने घुटनों को जमीन पर थोड़ा और झुकाएं तथा कूल्हों को जितना संभव हो ऊपर उठाएं।
- सिर हल्का-सा जमीन की ओर झुका होना चाहिए और पीठ की लाइन में ही होना चाहिए। अब आप पूरी तरह श्वान आसन मुद्रा में हैं।

## लाभ

- यह आसन शरीर को ऊर्जा देता है और आपको तरोताजा करता है।
- यह आसन रीढ़ की हड्डी को लचीला बनाता है। छाती की मांसपेशियों को मजबूती प्रदान करता है और फेफड़े की क्षमता को बढ़ाता है।
- यह पूरे शरीर को शक्ति प्रदान करता है, विशेषकर हाथ, कंधे और पैरों को।
- यह मांसपेशियों को सुदृढ़ करता है और मस्तिष्क में रक्त-संचार बढ़ाता है।
- मस्तिष्क को शांति प्रदान करता है एवं सिर दर्द, अनिद्रा, थकान आदि में भी अत्यंत लाभदायक है।

## सावधानी

इस आसन को करते समय यदि आपको महसूस होता है कि हाथों पर शरीर का अधिक भार आ गया है तो इसे कूल्हों की ओर ले जाने का प्रयास करें, अन्यथा हाथों में दर्द पैदा हो सकता है।

- यदि पीठ, कमर, कंधों और भुजाओं में चोट लगी हो तो इस आसन को करने से बचें।
- गर्भवती महिलाओं को गर्भावस्था बढ़ने पर इस आसन को करने से बचना चाहिए या डॉक्टर की सलाह लेने के बाद ही करना चाहिए।
- यदि उच्च रक्तचाप की समस्या, आंखों में संक्रमण, कान के अंदर संक्रमण हो तो इस योगमुद्रा का अभ्यास न करें।
- यदि डायरिया की समस्या हो या आंखों की रेटिना में किसी तरह की परेशानी हो तो इस आसन को करने से परहेज करना चाहिए।

## ☞ अधोमुख श्वान आसन

कई आसनों में एक महत्त्वपूर्ण आसन अधोमुख श्वान आसन है। जो सूर्य नमस्कार का एक आवश्यक हिस्सा है और यह पूरे शरीर को मजबूत बनाने के साथ ही मांसपेशियों को लचीला बनाने में भी मदद करता है। यह आसन सूर्य नमस्कार के 7 आसनों में से एक है। अधोमुख श्वान आसन नाम तीन शब्दों के जोड़ से मिलकर बना है, अधस, मुख और श्वान। अधस का अर्थ है नीचे की ओर किया मुख, मुख यानी मुंह एवं श्वान यानी कुत्ता। इसलिए इसे कुत्ता वाला आसन भी कहते हैं।

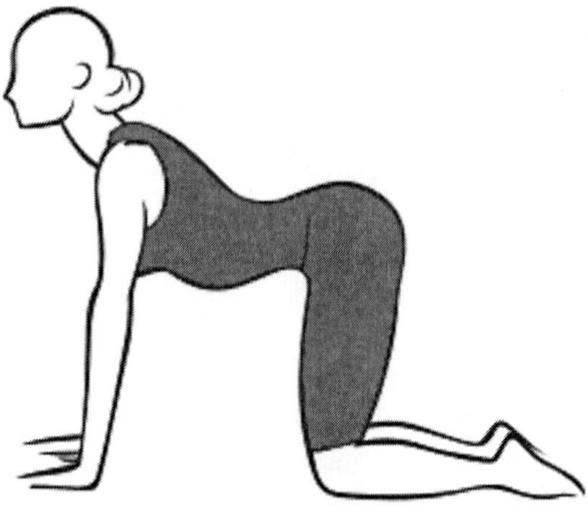

### विधि

- सबसे पहले जमीन पर एकदम सीधे खड़े हो जाएं और उसके बाद दोनों हाथों को आगे करते हुए नीचे जमीन की ओर झुक जाएं।
- झुकते समय आपके घुटने सीधे होने चाहिए और कूल्हों के ठीक नीचे होने चाहिए, जबकि आपके दोनों हाथ कंधे के बराबर नहीं बल्कि इससे थोड़ा-सा पहले झुके होने चाहिए।
- अपने हाथों की हथेलियों को झुकी हुई अवस्था में ही आगे की ओर फैलाएं और उंगलियां समानांतर रखें।
- श्वास छोड़ें और अपने घुटनों को अधोमुख श्वान आसन मुद्रा के लिए हल्का-सा धनुष के आकार में मोड़ें और एड़ियों को जमीन से ऊपर उठाएं।
- इस प्वाइंट पर अपने कूल्हों को पेल्विस से पर्याप्त खींचें और हल्का-सा प्यूबिस की ओर दबाएं।
- हाथों को पूरी तरह जमीन पर कंधों के नीचे से आगे की ओर फैलाए रखें, लेकिन उंगलियां जमीन पर फैली होनी चाहिए।
- इसके बाद अपने घुटनों को जमीन पर थोड़ा और झुकाएं तथा कूल्हों को जितना संभव हो ऊपर उठाएं।
- सिर हल्का-सा जमीन की ओर झुका होना चाहिए और पीठ की लाइन में ही होना चाहिए। अब आप पूरी तरह अधोमुख श्वान आसन मुद्रा में हैं।

## लाभ

- इस आसन को करने से शरीर लचीला हो जाता है और शरीर में दर्द नहीं रहता।
- इस आसन को करने से न केवल रीढ़ की हड्डियों में आराम मिलता है बल्कि पीठ के निचले, मध्य और ऊपरी भाग में हो रहे दर्द से भी आराम मिलता है।
- यह पूरे शरीर को शक्ति प्रदान करता है। विशेषकर हांथ, कंधे और पैरों को।
- अधोमुख श्वान आसन करने से मस्तिष्क में खून का संचार होता है, जिससे मस्तिष्क की कार्यप्रणाली सक्रिय तौर पर काम करती है और इससे चिंता तथा अवसाद भी कम होते हैं।
- आत्मविश्वास में बढ़ोतरी के लिए यह आसन सहायक है।
- पाचन की समस्या इस आसन के करने से ठीक होती है।
- महिलाओं में मीनोपॉज के लक्षणों को दूर करने में यह आसन मदद करता है।
- यह आसन करने से दिमाग शांत रहता है।
- इस आसन को करने से गर्दन और गर्दन की हड्डी में खिंचाव उत्पन्न होता है, जिसके कारण मस्तिष्क से चिंता दूर हो जाती है।
- यह सिर की रक्त-संचार की प्रक्रिया को सुचारु रूप से चलाने में मदद करता है। इस आसन को हम अगर करें तो साइनस, मानसिक थकावट, अवसाद और अनिद्रा की शिकायत से छुटकारा मिलेगा।

## सावधानी

- पीठ, कमर, कंधों और भुजाओं में चोट होने पर इस आसन को न करें।
- गर्भवती महिलाओं को गर्भावस्था बढ़ने पर इस आसन को करने से बचना चाहिए या डॉक्टर की सलाह लेने के बाद ही करना चाहिए।
- अगर कोई व्यक्ति गंभीर कार्पल टनल सिंड्रोम (carpal tunnel syndrome) से पीड़ित है तो उसे इस आसन को करने से बचना चाहिए।
- यदि उच्च रक्तचाप की समस्या, आंखों में संक्रमण, कान के अंदर संक्रमण हो तो इस योगमुद्रा का अभ्यास न करें।
- यदि डायरिया की समस्या हो या आंखों की रेटिना में किसी तरह की परेशानी हो तो इस आसन को करने से परहेज करना चाहिए।

# ☞ कंधरासन

कंधरासन योग मुद्रा योग की प्रमुख मुद्राओं में से एक महत्त्वपूर्ण मुद्रा है। यह मुद्रा शरीर के विभिन्न प्रकार के रोगों और दर्द को ठीक करने के लिए बहुत ही असरदायक मानी जाती है। यह मुख्यत: पीठ दर्द और कमर दर्द को ठीक करने के लिए प्रसिद्ध है।

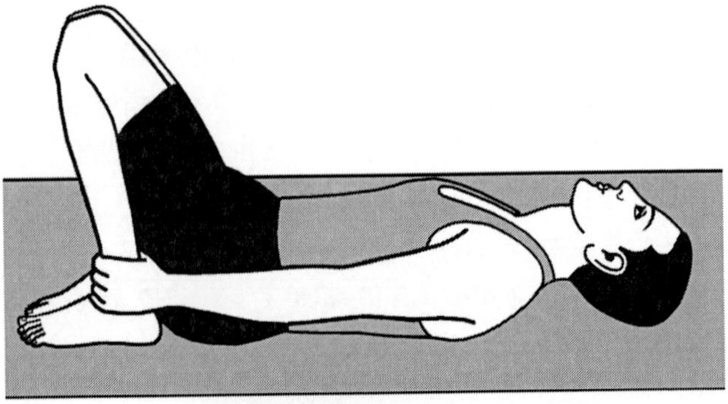

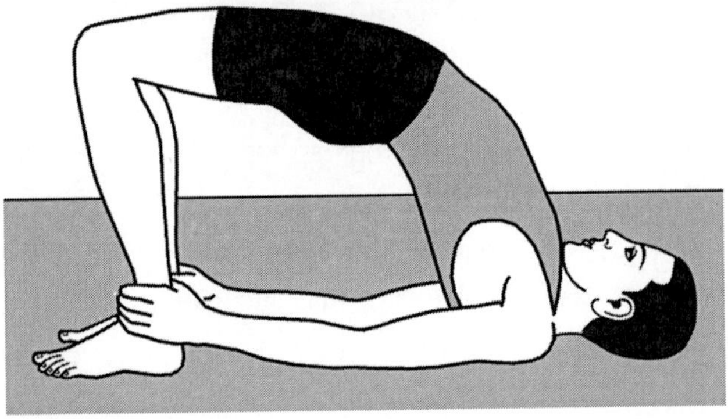

## विधि

- सीधे लेटकर दोनों घुटनों को मोड़कर पैरों को नितंब के समीप रखिए।
- हाथों से पैर की एड़ी के ऊपरी हिस्से को पकड़िए।
- श्वास अंदर भरकर कमर एवं नितंबों को उठाइए। कंधे, सिर एवं एड़ियां भूमि पर टिकी रहें। इस स्थिति में 15–20 सेकंड रहने की कोशिश करें।
- वापस आते समय श्वास छोड़ते हुए धीरे-धीरे कमर को भूमि पर टिकाइए।
- इस प्रकार इसे 3–4 बार दोहराएं।

## लाभ

पेट दर्द, कमर दर्द के लिए यह सर्वोत्तम आसन है। मासिक विकृति एवं श्वेत प्रदर जैसे रोगों मे लाभदायी है इसे करने से शरीर के दर्द में लाभ होता है इतना ही नहीं यह कंधे की भुजाओं, छाती और कंधों की मांसपेशियों को मजबूत करता है, इसके अतिरिक्त यह आसन पीठ दर्द, कंधे दर्द, घुटने के दर्द और गर्दन दर्द को भी ठीक कर देता है।

## ☞ शलभासन

योग की अनेक मुद्राएं हैं, जिसमें 'शलभासन' एक प्रमुख आसन है। शलभासन दो शब्दों से मिलकर बना है, जिसमें 'शलभ' का अर्थ 'टिड्डा या कीट' और आसन का अर्थ होता है 'मुद्रा' अर्थात् टिड्डे के समान मुद्रा। इस आसन को करते वक्त आपके शरीर की आकृति कुछ इसी तरह हो जाती है, इसीलिए इसे टिड्डी आसन भी कहते हैं। यह हठयोग की श्रेणी में आता है। यह मुद्रा देखने में सरल हो सकती है, पर करने में आपको थोड़ी कठिनाई आ सकती है।

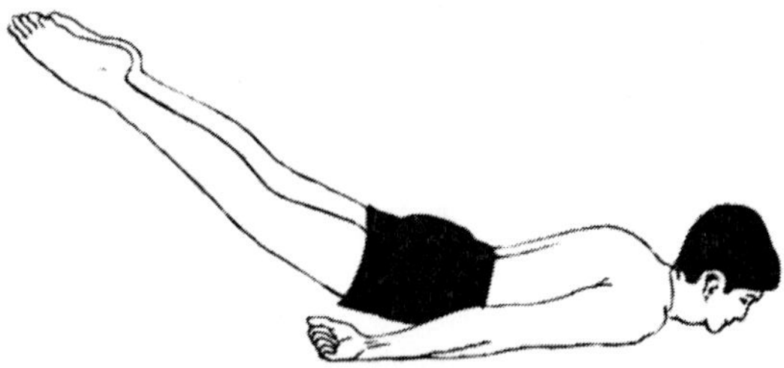

### विधि

- शलभासन करने के लिए सबसे पहले आप किसी साफ स्थान पर चटाई बिछाकर उलटे पेट के बल लेट जाएं यानी आपकी पीठ ऊपर की ओर रहे और पेट नीचे जमीन पर रहे।
- अपने दोनों पैरों को सीधा रखें और अपने पैर के पंजे को सीधे तथा ऊपर की ओर रखें।
- अपने दोनों हाथों को सीधा करें और उनको जांघों के नीचे दबा लें यानी अपना दायां हाथ दाईं जांघ के नीचे और बाईं हाथ बायीं जांघ के नीचे दबा लें।
- अपने सिर और मुंह को सीधा रखें।
- फिर अपने को सामान्य रखें और एक गहरी सांस अंदर की ओर लें।
- अपने दोनों पैरों को ऊपर की ओर उठाने की कोशिश करें, जितना हो सकता है अपनी अधिकतम ऊंचाई तक पैरों को ऊपर करें।
- अगर आप योगाभ्यास में नए हैं तो आप पैरों को ऊपर करने के लिए अपने हाथों का सहारा ले सकते हैं, इसके लिए आप अपने दोनों हाथों को जमीन पर टिकाकर अपने पैरों को ऊपर कर सकते हैं।
- आप इस मुद्रा में कम-से-कम 20 सेकंड तक रहने की कोशिश करें, इसे आप अपनी क्षमता के अनुसार कम या ज्यादा कर सकते हैं।
- इसके बाद आप धीरे-धीरे अपनी सांस को बाहर छोड़ते हुए पैरों को नीचे करते जाएं और पुनः अपनी प्रारंभिक स्थिति में आ जाएं। इस अभ्यास को 3-4 बार दोहराएं।

## लाभ

- कमर दर्द के लिए यह अति उत्तम योगाभ्यास है। इसके नियमित अभ्यास से आप पुराने-से-पुराने कमर दर्द से निजात पा सकते हैं।
- दमा रोग को इस आसन के अभ्यास से कंट्रोल कर सकते हैं।
- यह तंत्रिका तंत्र को मजबूत बनाता है और इसकी सक्रियता को बढ़ाता है।
- पाचन तंत्र को मजबूत बनाता है।
- कब्ज से निजात पाने के लिए यह लाभकारी योग है।
- यह रक्त साफ करता है तथा उसके संचार को बेहतर बनाता है।
- शरीर के लचीलेपन को बढ़ाता है और आपको बहुत सारी परेशानियों से दूर रखता है।
- यह आसन सायटिका को ठीक करने में अहम भूमिका निभाता है।
- वजन कम करने में सहायक है।
- यह पैंक्रियास को नियंत्रण में रखता और मधुमेह के प्रबंधन में सहायक है।
- इसके अभ्यास से आप गर्भाशय संबंधित परेशानियों को कम कर सकते हैं।
- मणिपूर्ण चक्र के लिए प्रभावी योग है।
- यह नाभि को संतुलित रखता है।

## सावधानी

- इस आसन को हमेशा खाली पेट करना चाहिए।
- योग करते समय घुटने से पैर नहीं मुड़ना चाहिए।
- पैरों या जंघाओं में कोई गंभीर समस्या होने पर यह योग नहीं करना चाहिए।
- गर्भवती महिला को इस योग को नहीं करना चाहिए।
- अपनी क्षमता से अधिक कभी भी इस आसन को करने की कोशिश न करें।

# ☞ अर्ध शलभासन

अर्ध शलभासन एक योगासन है। इसके प्रयोग से पीठ दर्द में काफी लाभ मिलता है। इस आसन को शलभासन की तरह ही किया जाता है, बस इसमें दोनों पैरों को एक साथ उठाने की जगह एक-एक कर उठाया जाता है। इस आसन से विशेष रूप से पीठ के निचले भाग की तंत्रिकाओं को लाभ मिलता है। यह पीठ की मांसपेशियों को शक्ति प्रदान करता है।

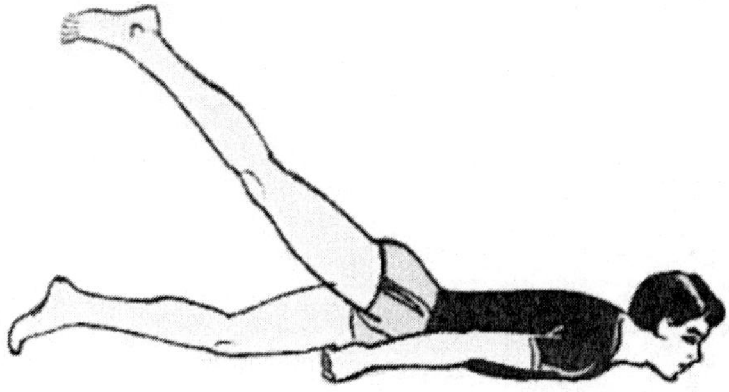

## विधि

- पेट के बल जमीन पर लेट जाएं।
- सिर को सीधा जमीन पर रखें।
- दोनों हाथों की हथेलियां जांघों के नीचे जमीन पर रखें। एक गहरी सांस लें और छोड़ें।
- अब एक पैर को सीधा जमीन से ऊपर उठाएं। पांच सेकंड तक इस स्थिति में रुकें।
- इसके बाद वापस पूर्व स्थिति में आएं। यही क्रिया दूसरे पैर से भी करें। प्रारंभ में इसकी पांच-पांच आवृत्तियों का अभ्यास करें।
- इसके बाद धीरे-धीरे आवृत्तियों की संख्या बढ़ाकर 15 से 20 तक कर सकते हैं।

## लाभ

- यह आसन मेरुदंड को लचीला तथा पांव के अंगूठे से नाभिपर्यंत शरीर के निम्न भागों को क्रियाशील बनाता है।
- यह रक्त-संचालन की क्रिया को तीव्र करता है।
- इस आसन के अभ्यास से पेट के अनेक रोग दूर होते हैं और गुर्दे तथा यकृत पुष्ट बनते हैं।
- गैस बनना, पेट में गुड़गुड़ाहट रहना, बदहजमी, मुंह से थूक आते रहना, पेशाब का खुलकर न आना आदि शिकायतें इस अभ्यास से दूर होती हैं।
- यह कटि-विकार तथा स्त्रियों के गर्भाशय संबंधित रोगों में भी लाभप्रद है।

## सावधानी

घुटने से पैर नहीं मुड़ना चाहिए। ठोड़ी भूमि पर टिकी रहे। 10 से 30 सेकंड तक इस स्थिति में रहें। जिन्हें मेरुदंड, पैरों या जांघों में कोई गंभीर बीमारी हो या परेशानियां हों तो वे चिकित्सक से सलाह लेकर ही यह आसन करें।

## ☞ सिंहासन

इस आसन को सिंहासन इसलिए कहते हैं, क्योंकि बाहर निकली हुई जीभ के साथ चेहरा दहाड़ते हुए शेर की भयंकर छवि को दर्शाता है। संस्कृत में 'सिंह' का अर्थ होता है 'शेर'। सिंहासन आपकी आंखों, चेहरे व गर्दन को स्वस्थ रखने में अहम भूमिका निभाता है। इस आसन को बहुत ही महत्त्वपूर्ण आसन कहा जाता है, क्योंकि इस आसन में तीन बंधों की सिद्धि सहज हो जाती है। यह ब्रह्मचर्य की प्राप्ति का अच्छा मार्ग है।

### विधि

- सिंहासन करने के लिए सबसे पहले आप अपने पैरों के पंजों को आपस में मिलाकर उन पर बैठ जाएं।
- दोनों घुटने एक-दूसरे से लगभग छः इंच दूर रखें।
- अब दोनों हाथों को घुटने के बीच में रखें, हाथों की उंगलियां आपके शरीर की तरफ होनी चाहिए।
- दोनों हाथों को सीधा रखते हुए आगे की तरफ झुकें।
- इसके बाद सिर को पीछे की तरफ झुकाएं और साथ ही मुंह को जितना संभव हो खोल लें।
- फिर जीभ को बाहर निकाल लें।
- आंखों को खोल लें और आंखों से दोनों भौहों के बीच देखें।
- इसके बाद नाक से सांस अंदर की तरफ लें। फिर मुंह से धीरे-धीरे आवाज निकालते हुए सांस को बाहर छोड़ें।
- इस आसन के अंत में पुनः थोड़ी देर वज्रासन में बैठ जाएं। इसके 5 मिनट बाद शव आसन करें।

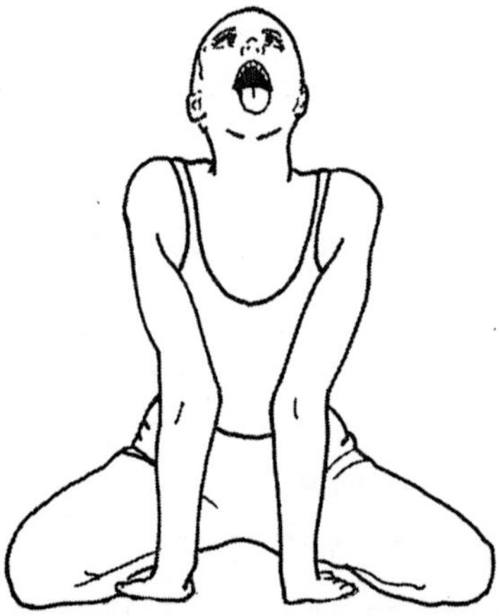

### लाभ

- अगर आपको अपनी आवाज मधुर बनानी हो तो इस आसन का अभ्यास जरूर करें।
- अगर कोई हकलाकर बोलता है तो उसे सिंहासन जरूर करना चाहिए।
- सिंहासन से चेहरे की झुर्रियां दूर होती हैं, इसलिए इसे एंटी ऐजिंग आसन भी कहते हैं।
- यह थायरॉइड के लिए एक बेहतरीन योग है। इसका रोजाना अभ्यास करने से आप थायरॉइड से संबंधित परेशानियों से बच सकते हैं।

- इसके अभ्यास से आप अपनी आंखों को स्वस्थ रख सकते हैं।
- सिंहासन करने से मेरुदंड लचीला और मजबूत बनता है और साथ ही शरीर में ऑक्सीजन का प्रवाह ठीक तरीके से होता है।
- सिंहासन करके आप गले की बहुत सारी परेशानियों से बच सकते हैं। इसके नियमित अभ्यास से गले में होने वाले संक्रमण को दूर किया जा सकता है।
- पेट की पेशियों के लिए एक अच्छा व्यायाम है।
- यह रक्त-संचार को सुधारता है। इससे शरीर में ऑक्सीजन व चेहरे में रक्त का संचार सही ढंग से होता है।
- सिहांसन को प्रतिदिन करने से अस्थमा के रोगियों को फायदा मिलता है।
- इसे करने से नाक, कान और गले से संबंधित रोग दूर हो जाते हैं।
- मासिक धर्म संबंधी विकार को दूर करता है।
- आमाशय, छोटी आंत, बड़ी आंत और गुर्दे की सफाई के लिए लाभदायक है।
- आज्ञा चक्र जागरूक होता है।

### सावधानी

- यदि गले में दर्द हो तो इस आसन को न करें।
- अगर घुटने में दर्द या चोट हो, तब भी इस आसन को नहीं करना चाहिए।
- पीठ में दर्द होने पर भी सिंहासन का अभ्यास नहीं करना चाहिए।

## ☞ हलासन

इस आसन में शरीर का आकार हल जैसा बनता है। इस लिए इसे हलासन कहते हैं। हलासन हमारे शरीर को लचीला बनाने के लिए महत्त्वपूर्ण है। इससे हमारी रीढ़ सदा जवान बनी रहती है।

### विधि

- योगा मैट पर पीठ के बल लेट जाएं।
- अपने हाथों को शरीर से सटा लें। हथेलियां जमीन की तरफ रहेंगी।
- सांस भीतर की ओर खींचते हुए पैरों को ऊपर की तरफ उठाएं।
- टांगें कमर से 90 डिग्री का कोण बनाएंगी। दबाव पेट की मांसपेशियों पर रहेगा।
- टांगों को ऊपर उठाते हुए अपने हाथों से कमर को सहारा दें।
- सीधी टांगों को सिर की तरफ झुकाएं और पैरों को सिर के पीछे ले जाएं।

- पैरों के अंगूठे से जमीन को छुएंगे।
- हाथों को कमर से हटाकर जमीन पर सीधा रख लें। हथेली नीचे की तरफ रहेगी।
- कमर जमीन के समानांतर रहेगी।
- इसी स्थिति में एक मिनट तक बने रहें। सांसों पर ध्यान केंद्रित करें सांस छोड़ते हुए, टांगों को वापस जमीन पर ले आएं।
- आसन को छोड़ते हुए जल्दबाजी न करें। टांगों को एक समान गति से ही सामान्य स्थिति में वापस लेकर आएं।

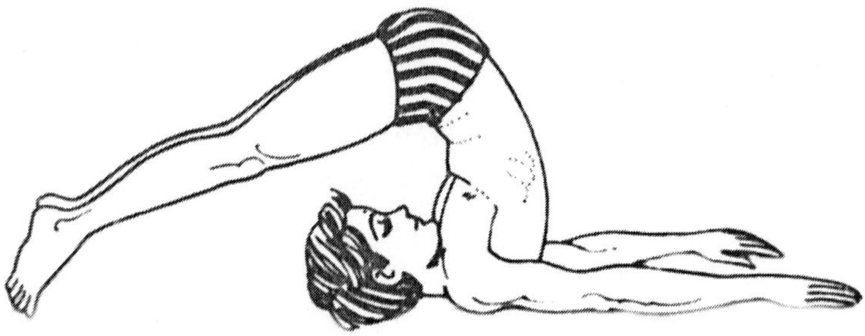

## लाभ

- इस आसन को करने से मेटाबॉलिज्म तेज होता है, जिससे आपको वजन कम करने में हेल्प मिलती है। साथ ही रोजाना इस आसन को करने से बैली फैट भी कम होता है।
- यह आसन शरीर के भीतरी अंगों की मालिश करता है और मानसिक क्षमता को बढ़ाता है।
- यह आसन मेरुदंड के लिए अधिक लाभकारी है तथा इससे मेरुदंड लचीला होता है।
- इसे रोजाना करने से नर्वस सिस्टम से संबंधित कोई दिक्कत नहीं होती है, जिससे आप तनाव और थकान से बचे रहते हैं।
- यदि आप सुंदर और कांतिमय चेहरा चाहते हैं तो आपको हलासन का नियमित अभ्यास जरूर करना चाहिए।
- इसे करने से आपकी मानसिक क्षमता में वृद्धि होती है, इसलिए मस्तिष्क संबंधी कार्य करने वाले लोगों को इसे जरूर करना चाहिए।

## सावधानी

- अगर आप हर्निया, सायटिका, आर्थराइटिस और गर्दन के दर्द से परेशान हैं तो हलासन करने से बचें।
- प्रेग्नेंट महिला को भी इस आसन को करने से बचना चाहिए।

- इस आसन को सुबह खाली पेट ही करें।
- योगविधि पूर्ण करने के लिए शरीर को जबरदस्ती पीछे करने की कोशिश न करें।
- शुरुआत में अगर न कर सकें तो केवल अर्ध–मुद्रा ही पूरी करने की कोशिश करें, कुछ दिनों के अभ्यास उपरांत धीरे–धीरे पूर्ण मुद्रा में जाने का प्रयास करें।
- गले या रीढ़ से जुड़ी स्वास्थ्य समस्याएं हों तो डॉक्टर की सलाह लिए बिना इसे कभी न करें।
- अगर आप हाई बीपी या अस्थमा के मरीज हैं तो यह आसन न करें।

## ☞ पश्चिमोत्तानासन

पश्चिमोत्तानासन संस्कृत भाषा का शब्द है, जहां पश्चिम का अर्थ पीछे की ओर, उत्तान का अर्थ खिंचना या तानना और आसन का अर्थ मुद्रा है। इस आसन का अभ्यास करते समय शरीर के पिछले हिस्से अर्थात् रीढ़ की हड्डी में खिंचाव उत्पन्न होता है, इस कारण इस आसन को पश्चिमोत्तानासन कहा जाता है। यहां पश्चिम का अर्थ पश्चिम दिशा से नहीं बल्कि पीछे के भाग से है। पश्चिमोत्तानासन देखने में बहुत आसान लगता है, लेकिन वास्तव में इस आसन का अभ्यास करना काफी कठिन है।

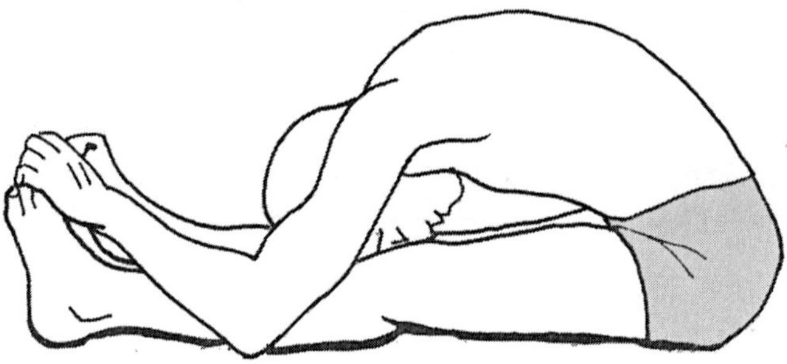

### विधि

- सबसे पहले किसी साफ और समतल जमीन पर दरी या कोई कपड़ा बिछा लें और सीधे लेट जाएं।
- अब आप दोनों पैरों को सामने फैलाएं।
- पीठ की पेशियों को ढीला छोड़ दें।
- सांस लेते हुए अपने हाथों को ऊपर लेकर जाएं।
- फिर सांस छोड़ते हुए आगे की ओर झुकें।

- आप कोशिश करें हैं अपने हाथ से उंगलियों को पकड़ने की और नाक को घुटनों से सटाने की।
- धीरे-धीरे सांस लें, फिर धीरे-धीरे सांस छोड़ें और अपने हिसाब से इस अभ्यास को करें।
- धीरे-धीरे इस की अवधि को बढ़ाते रहें। यह एक चक्र हुआ। इस तरह से आप 3 से 5 चक्र करें।

## लाभ

- इस आसन के द्वारा हमारे शरीर की वायु सही ढंग से काम करती है।
- इसको करने से हमारा क्रोध शांत हो जाता है।
- इस आसन के द्वारा हमारी लंबाई बढ़ती है।
- जब हम इस आसन को करते हैं, तब हमारे पेट की चर्बी कम होती है।
- इसको करने से हमारे बाल काले, लंबे और घने होते हैं।
- इसके नियमित अभ्यास से हमें गुर्दे की पथरी से राहत मिलती है।
- इससे कब्ज रोग दूर होता है।
- इसको नियमित रूप से करने से हमें सिर दर्द, अनिद्रा आदि से राहत मिलती है।
- इसको करने से हमारी पीठ का दर्द ठीक हो जाता है।
- इस आसन के अभ्यास से पूरे शरीर में रक्त का प्रवाह बेहतर हो जाता है, जो चेहरे पर तेज लाता है और कमजोरी को दूर करता है।
- यह आसन महिलाओं के कई रोगों में भी लाभकारी है और महिलाओं के मासिक धर्म से संबंधित सभी विकार के हल निकालने में कारगर है।

## सावधानी

- इस आसन को आप खाली पेट ही करें।
- इस आसन को झटके के साथ कभी न करें।
- जिनके पेट में अल्सर की शिकायत हो, उन्हें यह आसन नहीं करना चाहिए।
- अगर आपको दमा या दस्त की शिकायत हो तो पश्चिमोत्तानासन न करें।
- आंत में सूजन वाले रोगियों को यह आसन नहीं करना चाहिए।
- इस आसन को शुरुआती अवस्था में हाथों से अंगूठे को छूने और नाक से घुटने को छूने में परेशानी आ सकती है। इसलिए इसके लिए जल्दबाजी या जबरदस्ती न करें।
- जिनकी कमर में तकलीफ या रीढ़ की हड्डी में परेशानी हो, वे इस योग का अभ्यास न करें।

## ☞ पूर्वोत्तानासन

पूर्वोत्तानासन का शाब्दिक अर्थ पूर्व की ओर एक तीव्र पूर्वमुखी खिंचाव है। यह एक संस्कृत भाषा का शब्द है, जो कि तीन शब्दों से मिलकर बना है इसमें पहला शब्द 'पूर्वा' जिसका अर्थ 'पूर्व' है, 'उत्तान' का अर्थ 'तीव्र खिंचाव' है और 'आसन' का अर्थ 'मुद्रा' होता है। इसे पिरामिड पोज भी कहते हैं, क्योंकि इसे पिरामिड की तरह पोज बनाकर किया जाता है।

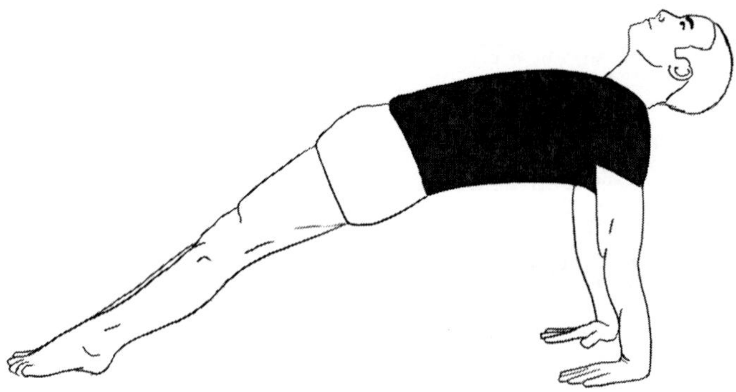

### विधि

- इस आसन के अभ्यास के लिए सबसे पहले सामने की तरफ पैरों को फैलाकर बैठ जाएं।
- इस स्थिति में रीढ़ की हड्डी को जितना संभव हो सीधा करें और तनकर बैठें।
- अब हाथों को अपने कूल्हों से कुछ पीछे रखें।
- अब सांस अंदर खींचते हुए कूल्हों को ऊपर उठाएं।
- आप जितना ज्यादा अपने शरीर को ऊपर उठा सकते हैं, उतना ऊपर उठाएं।
- कुछ सेकंड के लिए इस स्थिति में रुकें और फिर वापस पहले वाली स्थिति में आ जाएं।
- इस चक्र का अभ्यास शुरुआत में 5–10 बार करें और क्षमता बढ़ने पर चक्र बढ़ाते जाएं।

### लाभ

- पूर्वोत्तानासन के अभ्यास द्वारा थायरॉइड ग्रंथि से होने वाली समस्या धीरे-धीरे कम हो जाती है और यह ग्रंथि संतुलित मात्रा में हार्मोन्स बनाने लगती है। थायरॉइड के मरीजों को इस आसन का अभ्यास नियमित करना चाहिए।
- कलाई, पीठ और पैरों को मजबूत करता है।

- पूर्वोत्तानासन के अभ्यास से पीठ की समस्या, हाई ब्लड प्रेशर और सिर दर्द तक की समस्या में भी राहत मिलती है।
- यह कंधे, छाती और सामने की एड़ियों को फैलाता है।
- अवसाद या थकान के लिए अच्छा चिकित्सीय और आपके दिमाग को आराम देता है।
- यह आसन करने से पेट पर दबाव पड़ता है, जिसके कारण शरीर का मेटाबॉलिज्म बढ़ जाता है, जिससे मोटापा कम होता है।

## सावधानी

- गर्दन में चोट है तो यह आसन न करें।
- अपनी क्षमता से अधिक जोर न लगाएं।
- यदि आप गर्भवती हैं या आपके हाथों में चोट लगी है तो यह आसन करने से बचें।
- अगर आपकी कलाई में चोट हो तो पूर्वोत्तानासन बहुत सावधानी से करें।

# ☞ उत्तानपादासन

उत्तानपादासन में उत्तान का अर्थ होता है ऊपर उठा हुआ और पाद का अर्थ है पांव। इस आसन में पैरों को ऊपर उठाया जाता है, इसलिए इसे उत्तानपादासन कहते हैं। इस आसन को नियमित रूप से करने पर आप न सिर्फ टोंड बॉडी पा सकते हैं, बल्कि इससे गैस और एसिडिटी जैसी समस्याएं भी दूर रहती हैं।

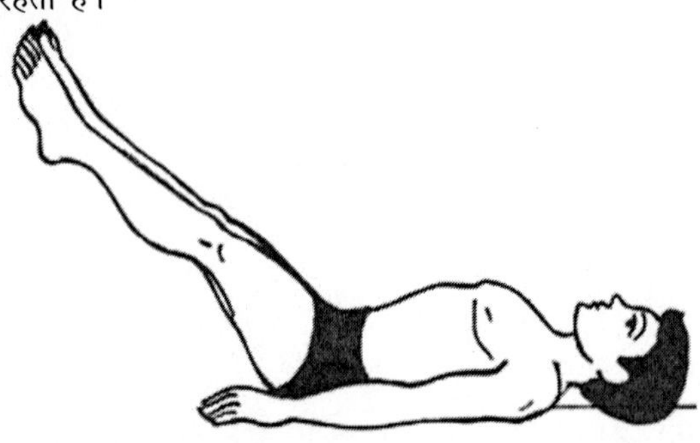

## विधि

- उत्तानपादासन करने के लिए सबसे पहले फर्श पर चटाई बिछा के सीधे लेट जाइए।
- अब दोनों हथेलियों को जमीन पर रखें।
- दोनों पैरों को आपस में मिलाकर रखें।
- अब दोनों पैरों को एक साथ श्वास लेते हुए धीरे से जमीन के ऊपर 45 डिग्री तक उठाएं।
- इस स्थिति में पैर को रोककर जितनी देर हो सके ऊपर ही उठाकर रखें।

- उत्तानपादासन में कुछ लोग अपने पैरों को 60 डिग्री या 90 डिग्री तक उठा सकते हैं।
- अब श्वास को छोड़ते हुए धीरे-धीरे दोनों पैरों को जमीन पर रखें।
- शरीर को शिथिल करें। यह एक चक्र हुआ।

## लाभ

- यह आसन पैर की मांसपेशियों को मजबूत और सुदृढ़ बनाता है।
- इस आसन को करने से पैरों में सूजन व दर्द इत्यादि की समस्या से छुटकारा मिल जाता है।
- मोटापा दूर करने के लिए यह आसन सर्वोत्तम है।
- इस आसन को करने से हर्निया रोग नहीं होता। जिन्हें हर्निया हो भी गया हो तो इस आसन को करने से यह रोग दूर हो जाता है।
- इससे घबराहट दूर हो जाती है। दिल की धड़कन, श्वास फूलना आदि रोग भी दूर हो जाते हैं।
- इससे नाभि केंद्र (नाभिमणिपूरचक्र) संतुलित होता है। नाभि के इलाज एवं नाभि को ठीक करने के लिए यह एक बेहतरीन योगाभ्यास है। अगर नाभि अपनी जगह से हट गई हो तो इसके लिए उत्तानपादासन सबसे बेहतरीन योग है।
- अगर आपको गैस, एसिडिटी और अपच जैसी प्रॉब्लम है तो इस आसन को नियमित रूप से करें। इसे सही तरीके और नियमित रूप से करने पर आपको इन समस्याओं से निजात मिल जाएगी।

## सावधानी

- इस आसन को करने से पहले यह सुनिश्चित कर लें कि क्या आपको पेट से संबंधित कोई बीमारी तो नहीं है।
- सायटिका से पीड़ित होने पर इस आसन का अभ्यास न करें।
- गर्भावस्था में इस आसन को बिल्कुल न करें।
- अगर कमर दर्द और मांसपेशियों में ऐंठन की शिकायत हो, उस समय उत्तानपादासन नहीं करना चाहिए।
- शुरुआती चरणों में अपने पैरों को केवल कुछ सेकंड के लिए ही ऊपर करें, क्योंकि पैरों को ऊपर रोक के रखने से पेट की मांसपेशियों पर बहुत अधिक दबाव पड़ता है, शुरुआत में आपके पेट की मांसपेशियां पर्याप्त मजबूत नहीं रहती हैं, अभ्यास के साथ आप पैरों को अधिक समय तक ऊपर रख सकते हैं, पैरों को ऊपर उठाने की अवधि एक सप्ताह के बाद धीरे-धीरे बढ़नी चाहिए।

- पैरों को ऊपर करने के बाद आपके नीचे पेट में दबाव महसूस होता है या पेट की मांसपेशियों में झटका लगता है तो इस मुद्रा से वापस प्रारंभिक अवस्था में आ जाएं।
- अंत में अपनी सांस को बाहर छोड़ते हुए पैरों को नीचे करते जाएं।

## ☞ ताड़ासन

ताड़ासन योग की ही एक क्रिया है। ताड़ासन जैसा कि नाम से ही विदित है ताड़ के पेड़ के समान। ताड़ासन एक ऐसी स्थिति है जब आपका शरीर ताड़ के पेड़ की तरह सीधा खड़ा होता है तो इसी स्थिति को योग में ताड़ासन कहा जाता है। योगा की शुरुआत करने वालों के लिए यह सबसे अच्छा योगासन है। इसको आसानी से किया जा सकता है। ताड़ासन योगमुद्रा पैर से लेकर दोनों भुजाओं और शरीर में खिंचाव लाने के लिए और लंबाई बढ़ाने के लिए बहुत ही प्रभावी होता है।

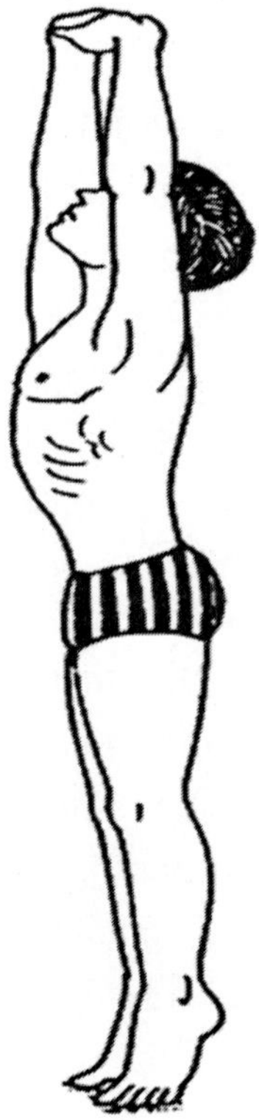

### विधि

- दोनों पैरों में एक फुट का अंतर छोड़ कर सीधे खड़े हो जाइए।
- दोनों हाथों को ऊपर उठाकर उंगलियों को सीधे ऊपर की ओर रखें।
- इसके बाद सांस अंदर की ओर लेते हुए हाथों को ऊपर की ओर उठायें तथा पंजों के बल अधिक से अधिक ऊपर उठने का प्रयास करें।
- इस प्रकार न केवल हाथ–पैरों में, बल्कि पेट की पेशियों में भी खिंचाव होना चाहिए।
- फिर एड़ी भूमि पर रखें और हाथ नीचे कर लें।
- यदि संभव हो तो सिर को पीछे की ओर झुकाकर हाथ को ऊपर की ओर करके उंगलियों को अपलक देखें।
- इससे शरीर का संतुलन विकसित होता है। यदि ऐसा करने में कठिनाई हो तो पंजों के बल ही कुछ कदम आगे–आगे चलना चाहिए।
- लगातार अभ्यास करने से जल्दी ही संतुलन बनाने में आसानी होती है।
- इस क्रिया को 8 से 10 बार दोहराएं।

## लाभ

- ताड़ासन लंबाई को बढ़ाने का सबसे बेहतरीन आसन है। यह हमारे शरीर की हड्डियों और मांसपेशियों में खिंचाव लाता है, जिससे हमारी लंबाई बढ़ने लगती है।
- अगर आपकी नसों या मांशपेशियों में दर्द हो तो आपको ताड़ासन करना चाहिए। इससे आपको काफी फायदा मिलेगा।
- इस आसन से पीठ का दर्द दूर हो जाता है।
- इस योग को ठीक तरह से करने से आपकी एकाग्रता में बढ़ोतरी होती है।
- नियमित रूप से इसका अभ्यास करने से शरीर संतुलित होता है।
- इस आसन का नियमित रूप से अभ्यास करने से सायटिका का दर्द काफी कम किया जा सकता है।
- पैरों की उंगुलियों के साथ-साथ टखने भी मजबूत बनते हैं।
- कंधों के जोड़ मजबूत बनते हैं और गहरी सांस लेने-छोड़ने की प्रक्रिया में सुधार होता है।
- ताड़ासन आपके पाचन तंत्र को मजबूती प्रदान करता है।
- इस आसन को करने से आपका पेट भारीपन से मुक्त हो जाता है, जो चर्बी से छुटकारा दिलाता है।
- इस आसन का नियमित इस्तेमाल थकान को शरीर से दूर रखता है।

## सावधानी

- प्रेग्नेंसी के दौरान ताड़ासन करने से बचना चाहिए।
- सिर दर्द और इंसोमेनिया की समस्या हो तो इसे नहीं करना चाहिए।
- ताड़ासन उन लोगों को नहीं करना चाहिए, जिनके घुटने में बहुत ज्यादा दर्द हो।
- अगर आप इस आसन को करना सीख रहे हैं तो पैरों की उंगलियों पर आकर इस योगाभ्यास को मत करें।
- अगर रक्तचाप ज्यादा या कम हो, तब भी इस आसन को करने से बचना चाहिए।
- यदि आपके हाथों या पैरों में कोई गंभीर समस्या है तो इस योग को न करें।

# ☞ सिद्धासन

सिद्धासन या पूर्ण मुद्रा, ध्यान के लिए उपयुक्त एक आसन है। नाम से ही ज्ञात होता है कि यह आसन सभी सिद्धियों को प्रदान करने वाला है, इसलिए इसे सिद्धासन कहा जाता है। कहते हैं कि यमों में ब्रह्मचर्य श्रेष्ठ है, नियमों में शौच श्रेष्ठ है, वैसे ही आसनों में सिद्धासन श्रेष्ठ है।

## विधि

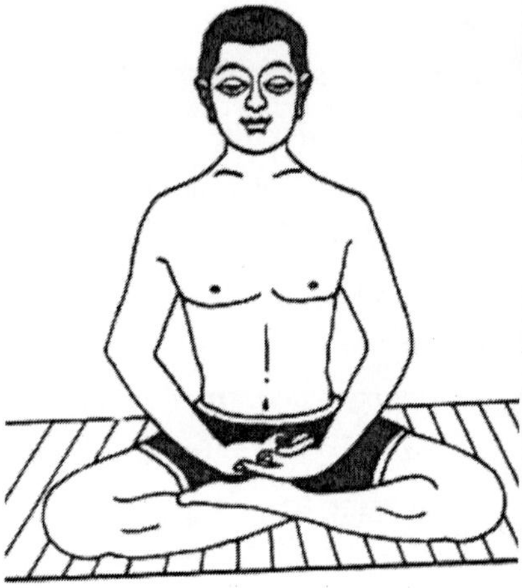

- सबसे पहले समतल जगह पर आसन बिछाकर बैठ जाएं और पैर खुले छोड़ दें।
- बाएं पैर की एड़ी को गुदा से सटाकर रखें तथा दाएं पैर की एड़ी को अंडकोष के नीचे रखें।
- दोनों पैरों के पंजे जांघों एवं पिंडलियों के बीच होने चाहिए।
- हाथों को घुटनों के ऊपर रखें।
- ध्यान रहे इस योगाभ्यास के दौरान आपका पूरा शरीर एकदम सीधा होना चाहिए।
- अपनी दृष्टि को नाक की नोक पर केंद्रित करें।
- शुरुआती दौड़ में इसको आप कुछ समय के लिए प्रैक्टिस करें, लेकिन धीरे-धीरे इसकी अवधि को बढ़ाएं और 10 मिनट तक लेकर जाएं।

## लाभ

- इस आसन से मन को एकाग्र करना आसान होता है।
- इसका नियमित अभ्यास करने से जठराग्नि तेज होती है।
- सिद्धासन से बवासीर की समस्या पर बहुत हद तक काबू पाया जा सकता है।
- सांस के रोग, दिल के रोग, बुखार, अपच, अतिसार, शुक्रदोष आदि दूर होते हैं।
- ब्रह्मचर्य-पालन में यह आसन विशेष रूप से सहायक होता है।
- इस आसन का नियमित अभ्यास करने से दिमाग तेज होता है।
- यह आसन श्वास रोग, हृदय रोग, अजीर्ण, दमा आदि अनेक रोगों में लाभकारी होता है।
- यह कामवासना को शांत करता है और मन को चंचलता से दूर रखता है।
- इस आसन के नियमित अभ्यास से कुंभक आसानी से लगने लगता है।

## सावधानी

- यह आसन हमेशा खाली पेट करना चाहिए।
- इस आसन को कम-से-कम 10 मिनट तक करना चाहिए।

- कमर दर्द की शिकायत रहने वाले लोगों को सिद्धासन नहीं करना चाहिए।
- जिन रोगियों को घुटने में दर्द हो, वे इसे कदापि न करें।
- सिद्धासन को बलपूर्वक नहीं करना चाहिए।

## ☞ पर्वत आसन

ये आसन करते समय इंसान की आकृति एक पर्वत के समान हो जाती है, इसलिए इसे पर्वत आसन कहा जाता है।

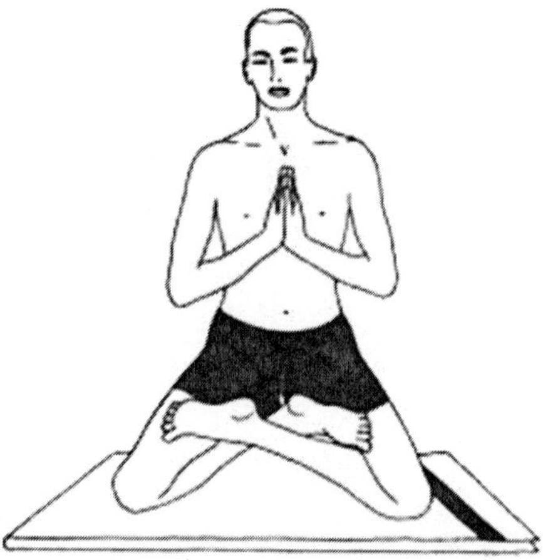

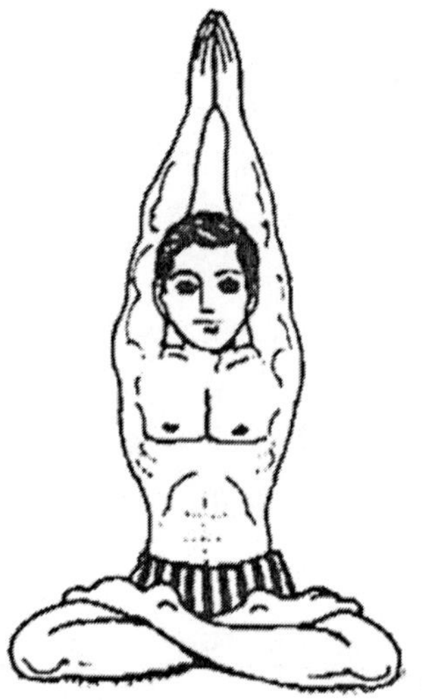

### विधि

- पद्मासन स्थिति में बैठ कर दोनों हाथ जोड़कर धीरे-धीरे सिर को ऊपर ले जाएं और सीधे रखें।
- अब धीरे-धीरे सांस खींचते हुए छाती को फुलाएं और दोनों हाथों को ऊपर की ओर खींचें और जितनी देर तक सांस को रोक सकते हैं, रोक लें।
- फिर धीरे-धीरे सांस छोड़ते हुए हाथों को घुटनों तक लाएं।
- इस स्थिति में पीठ व हाथों को सीधा व तान कर रखें।
- इस तरह इस क्रिया को 10 बार करें।

## लाभ

- इस आसन को करने से हमारे शरीर में लचीलापन आता है।
- यह आसन करने से हमारा मन शांत होता है।
- आसन सुबह करने से हमारा आलस दूर होता है।
- इस आसन को करने से हमारे हाथों और पैरों का दर्द दूर होता है।
- बच्चों को भी ये आसन करना चाहिए। जिससे उनका मन शांत हो जाए तथा उनका मन पढ़ाई की ओर आकर्षित हो सके।
- जिन को मासिक धर्म के दौरान दर्द होता है उनके लिए भी ये आसन सही है।
- ये आसन करने से हमारी रीढ़ की हड्डी का दर्द ठीक होता है।
- हमारी पाचन क्रिया ठीक होती है।
- इससे हमारी सांस की बीमारी दूर होती है।
- ये आसन करने से पेट की बीमारी खत्म हो जाती है।

## सावधानी

- रोगी व्यक्ति को ये आसन नहीं करना चाहिए।
- महिलाओं को मासिक धर्म में आसन नहीं करना चाहिए।
- पेट दर्द वालों को भी ये आसन नहीं करना चाहिए।
- 5 साल से कम आयु के बच्चों को ये आसन नहीं करना चाहिए।

## ☞ उष्ट्रासन

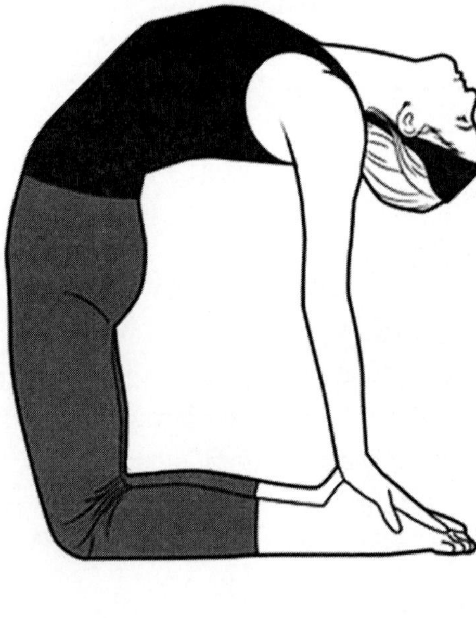

उष्ट्रासन एक मध्यवर्ती यानी पीछे झुकने वाला योगासन है, जो अनाहत (हृदय चक्र) को खोलता है। इस आसन से शरीर में लचीलापन आता है, शरीर को ताकत मिलती है तथा पाचन शक्ति बढ़ जाती है। हमारे शरीर को मानसिक एवं शारीरिक रूप से स्वस्थ बनाए रखने के लिए उष्ट्रासन एक उपयोगी आसन है। इस आसन का अभ्यास करने में

शुरुआत में थोड़ी कठिनाई जरूर होगी, परंतु अभ्यास बढ़ जाने के बाद यह आसन बड़ी सरलता से किया जा सकता है।

## विधि

- इस आसन को करने के लिए सबसे पहले आप फर्श पर घुटनों के बल बैठ जाएं।
- इस बात का ध्यान रखें कि जांघ तथा पैर एक साथ हों और पंजे पीछे की ओर फर्श पर हों।
- घुटनों तथा पैरों के बीच करीब एक फुट की दूरी रखें।
- इसके बाद आप अपने घुटने पर खड़े हो जाएं और सांस लेते हुए पीछे की ओर झुकें।
- अब दाईं हथेली को दाईं एड़ी पर तथा बाईं हथेली को बाईं एड़ी पर रखें।
- ध्यान रहे कि पीछे झुकते समय गर्दन को झटका न लगे। इसके बाद जांघों से फर्श पर समकोण बनाते हुए सिर पीछे की ओर झुका लें।
- शरीर का वजन बांहों तथा पांवों पर समान रूप से होना चाहिए।
- अब धीरे-धीरे सांस लें और धीरे-धीरे सांस छोड़ें। फिर लंबी गहरी सांस छोड़ते हुए अपनी सामान्य स्थिति में आ जाएं। आप इस आसन को 5–7 बार कर सकते हैं।

## लाभ

- पाचन शक्ति बढ़ाता है।
- सीने को मजबूत बनाता है।
- पीठ और कंधों को मजबूती देता है।
- पीठ के निचले हिस्से में दर्द से छुटकारा दिलाता है।
- रीढ़ की हड्डी में लचीलापन एवं मुद्रा में सुधार भी लाता है।
- मासिक धर्म की परेशानी से राहत देता है।
- गले संबंधी रोगों में भी यह आसन लाभदायक है।
- यह आसन सर्वाइकल स्पांडिलाइटिस में बहुत लाभकारी है।
- कब्ज एवं गैस की समस्या में लाभदायक आसन है।

## सावधानी

- जोर से या झटके से इस आसन को न करें।
- जिन लोगों को हर्निया की शिकायत हो, उन्हें यह आसन नहीं करना चाहिए।
- यदि आपको पीठ का दर्द है तो आप इस आसन को न करें।

- जिन लोगों को गर्दन दर्द की समस्या है, उनको उष्ट्रासन योग नहीं करना चाहिए।
- यदि आप निम्न रक्तचाप या उच्च रक्तचाप से पीड़ित हैं तो इस आसन को करने से बचें।
- जो लोग अनिद्रा या माइग्रेन से पीड़ित हैं, उन्हें इस आसन से बचना चाहिए।
- इस आसन को अपनी क्षमता से अधिक करने की कोशिश न करें।
- किसी भी बीमारी या शारीरिक समस्या के दौरान इस आसन को करने के लिए डॉक्टर से सलाह अवश्य करें।
- योग-प्रशिक्षक की देखरेख में इस आसन का अभ्यास करना सबसे अच्छा है।

## ☞ मकरासन

मकरासन संस्कृत का शब्द है, जो मकर और आसन इन दो शब्दों से मिलकर बना है। यहां मकर का अर्थ मगरमच्छ और आसन का अर्थ मुद्रा से है। नदी में मगरमच्छ के शांत अवस्था में लेटने की मुद्रा ही मकरासन कहलाती है। इस आसन का अभ्यास करते समय मगरमच्छ की आकृति में ही एकदम शांत मुद्रा में जमीन पर लेटना पड़ता है। यह एक ऐसा आसन है, जिसमें आंखें बंद रखकर श्वास लेने की क्रिया की जाती है। अगर इस योगाभ्यास को सही रूप में किया जाए तो इसके बहुत सारे फायदे हैं।

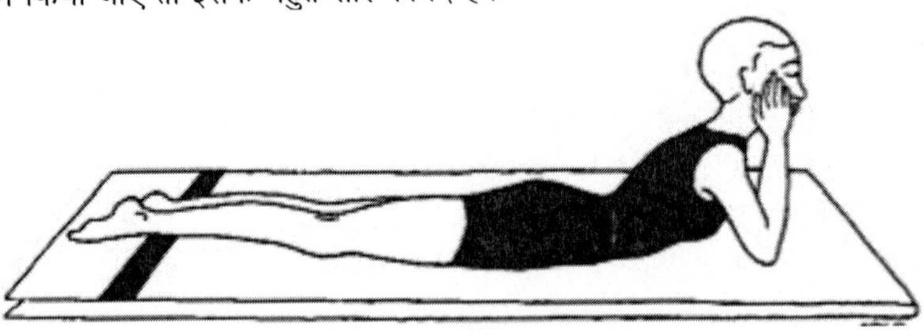

### विधि

- पेट के बल लेट जाएं।
- सिर और कंधों को ऊपर उठाएं और ठोड़ी को हथेलियों पर और कोहनियों को जमीन पर टिका लें।
- रीढ़ की हड्डी में अधिक मोड़ लाने के लिए कोहनियों को एक साथ रखें (ध्यान रहे ऐसा करने में दर्द न हो)।
- गर्दन पर अतिरिक्त दबाव हो तो कोहनियों को थोड़ा अलग करें। अगर कोहनियां ज्यादा आगे होंगी तो गर्दन पर अधिक दबाव पड़ेगा, शरीर के करीब होंगी तो पीठ पर अधिक दबाव पड़ेगा।

- अपने शरीर के हिसाब से कोहनियों की सही जगह चुनें। उत्तम जगह वह है, जहां आपको पीठ और गर्दन में पूरी तरह से आराम महसूस हो।
- पूरे शरीर को शिथिल करें और आंखें बंद कर लें।

## लाभ

- मकरासन करने से सभी कोशिकाओं और मासपेशियों में आराम मिलता है।
- अनिद्रा की समस्या से राहत दिलाने में यह आसन लाभकारी है।
- इसके आसन के नियमित अभ्यास से मानसिक शांति प्राप्त होती है।
- पाचन शक्ति को भी यह ठीक करता है।
- शरीर में होने वाले रक्त-संचार को भी ठीक करता है।
- मकरासन करने से दमा व सांस संबंधित रोग भी दूर हो जाते हैं।
- इस योग को करने से हमारा शरीर स्वस्थ और निरोग रहता है।
- यह शरीर के अंदर सुप्त शक्ति को बढ़ाता है और इससे नतीजन शरीर मजबूत होता है।
- मोटापा कम करने में यह आसन सहायक है।
- यह वात रोगियों के लिए एक अच्छा योगाभ्यास है।
- यह उच्च रक्तचाप में लाभप्रद है।
- स्लिप डिस्क के रोगियों के लिए एक उत्तम योगाभ्यास है।

## सावधानी

- अधिक कमर दर्द होने पर इस आसन का अभ्यास नहीं करना चाहिए।
- जिनको हर्निया की शिकायत है, वे मकरासन नहीं करें।
- अगर आपको किसी और तरह का अत्यधिक दर्द हो रहा है तो इस आसन को न करें।
- जिन्हें मेरुदंड, पैरों या जांघों में कोई गंभीर बीमारी हो या परेशानी हो तो वे योग चिकित्सक की सलाह के बिना इसे नहीं करें।
- इस आसन को करने के बाद कुछ समय तक पीठ के बल लेटकर शव आसन अवश्य करें।

# ☞ मयूरासन

मयूर का अर्थ होता है मोर। इस आसन को करने से शरीर की आकृति मोर की तरह दिखाई देती है, इसलिए इसे मयूरासन कहते हैं। इस आसन को करने के लिए बहुत सावधानियां

बरतने की आवश्यकता होती है। इस आसन में शरीर का पूरा भार हाथों पर टिका होता है और शरीर हवा में लहराता है। इस आसन के हमारे शरीर के लिए बड़े फायदे हैं। यह शरीर में रक्त प्रवाह को भी बढ़ाता है।

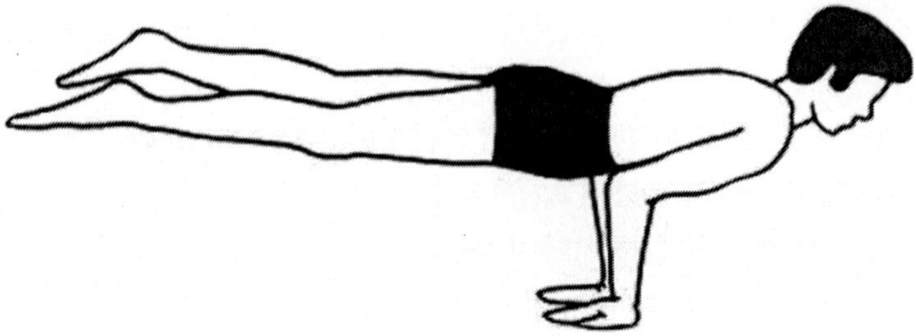

## विधि

- आसन शुरू करने पर सबसे पहले दोनों घुटनों को जमीन पर टिकाकर बैठ जाएं फिर दोनों हाथों की हथेलियों को जमीन पर इस प्रकार रखें कि सभी उंगलियां पैर की दिशा में हों।
- अब आगे झुकें और दोनों पैरों को पीछे की ओर लंबा करें।
- इसके बाद दोनों कोहनियों को मोड़कर पेट के पास नाभि के करीब लाएं।
- श्वास छोड़ते हुए दोनों पैरों को जमीन से ऊपर उठाएं और सिर को नीचे झुकाएं।
- इस क्रम में शरीर को जमीन के बराबर समानांतर रखना चाहिए। जितनी देर तक संभव हो इस स्थिति में रहें। फिर सांस लेते हुए सामान्य स्थिति में आ जाएं।
- इस आसन को करने के लिए शरीर का संतुलन बनाए रखना जरूरी है, जो कि पहली बार में संभव नहीं। यदि आप रोजाना मयूरासन का अभ्यास करेंगे तो आप निश्चित तौर पर आसानी से इसे कर पाएंगे।

## लाभ

- मयूरासन से गुर्दे, अग्न्याशय और आमाशय के साथ यकृत इत्यादि को बहुत लाभ होता है।
- इस आसन का लगातार अभ्यास करने वालों को डायबिटीज रोग नहीं होता।
- यह मुद्रा फेफड़ों के लिए बहुत उपयोगी है।
- यह पाचन शक्ति को मजबूत बनाता है। पेट से संबंधित रोग, जैसे कब्ज, अपच, गैस आदि में फायदेमंद साबित होता है।
- मधुमेह से पीड़ित रोगियों के लिए भी यह मुद्रा लाभकारी है।

- कंधे मजबूत होते हैं, तनाव दूर होता है तथा चेहरे की चमक और सुंदरता बढ़ती है।
- सामान्य रोगों के अलावा मयूरासन के अभ्यास से आंतों व अन्य अंगों में मजबूती आती है। मूत्राशय संबंधित रोगों से मुक्ति मिलती है।
- चेहरे पर रौनक लाता है। दाग-धब्बे को होने नहीं देता।
- आंखों के लिए उपयोगी है।

## सावधानी

- कंधे में चोट या किसी भी प्रकार का शारीरिक दर्द होने पर इस आसन को नहीं करना चाहिए।
- गर्भवती महिलाओं को और मासिक धर्म होने पर इसका अभ्यास नहीं करना चाहिए।
- अगर आपको पेट में अल्सर की समस्या या किसी प्रकार का ऑपरेशन हुआ हो, तब भी यह आसन न करें।
- हृदय रोग या हार्ट की बीमारियों से ग्रसित लोगों को भी मयूरासन नहीं करना चाहिए।
- अल्सर और हर्निया रोग से पीड़ित लोगों को भी मयूरासन करने से बचना चाहिए।

# ☞ हस्तपादासन

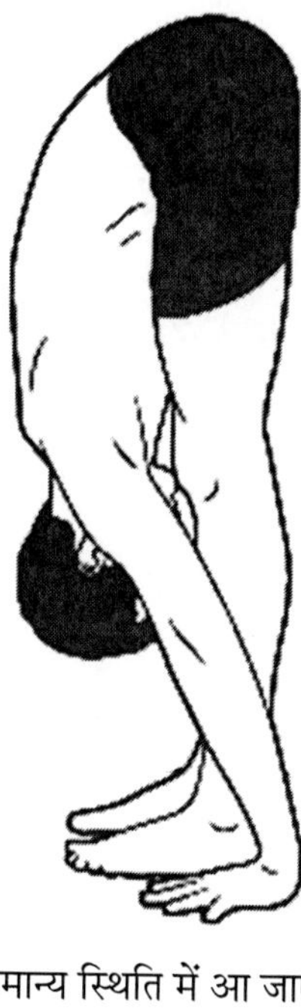

योग की क्रियाओं में से एक आसन हस्तपादासन भी है। पाद का अर्थ पैर और हस्त का अर्थ होता है हाथ। इसमें हाथों को पैरों की तरफ लाते हैं, इसलिए इस आसन को पादहस्त या हस्तपाद आसन कहते हैं। इस आसन का नियमित अभ्यास आपकी त्वचा को सुदंर करता है और बालों के झड़ने की समस्या को दूर करता है।

## विधि

सबसे पहले सामान्य स्थिति में खड़े हो जाइए। फिर दोनों पैरों की एड़ियों व पंजों को आपस में मिलाकर रखें तथा दोनों हाथों को ढीला छोड़ें। फिर कमर से ऊपर के भाग को धीरे-धीरे सामने की ओर झुकाएं। इस क्रिया में घुटनों को बिल्कुल सीधा रखें तथा धड़ को तब तक झुकाएं, जब तक हाथों से एड़ियों को न पकड़ लें। अभ्यास की शुरुआती स्थिति में 10 सैकंड तक रहें और फिर सामान्य स्थिति में आ जाएं। दिन में कम-से-कम पांच से छह बार हस्तपादासन का अभ्यास करें।

## लाभ

- इससे शरीर लचीला होता है।
- पेट के दर्द से राहत मिलती है।
- इससे आंखों के नीचे से धब्बे कम होते हैं।
- इसको करने से मन शांत होता है।
- पूरे शरीर मे रक्त-संचार सही ढंग से होने लगता है।
- कमर दर्द ठीक होता है।
- इस आसन को करने से पेट की चर्बी कम होती है।
- इसको हर रोज करने से हमारे अंदर का आलस खत्म होता है।

## सावधानी

- चोट लगने पर इस आसन को नहीं करना चाहिए।
- आसन करते समय ध्यान रहे कि श्वसन क्रिया आराम-आराम से करनी चाहिए।
- जिसको बीपी से संबंधित समस्या है, उन्हें यह आसन नहीं करना चाहिए।
- महिलाओं को मासिक धर्म के समय यह आसन नहीं करना चाहिए।
- आसन खुले स्थान पर और आराम से करना चाहिए।

# ☞ मंडूकासन

मंडूकासन योगासनों की प्रमुख मुद्राओं में से एक है। इस आसन को करने वाला एक मेढक के समान दिखाई देता है। इस आसन को करने से अनेक बीमारियां दूर होती हैं।

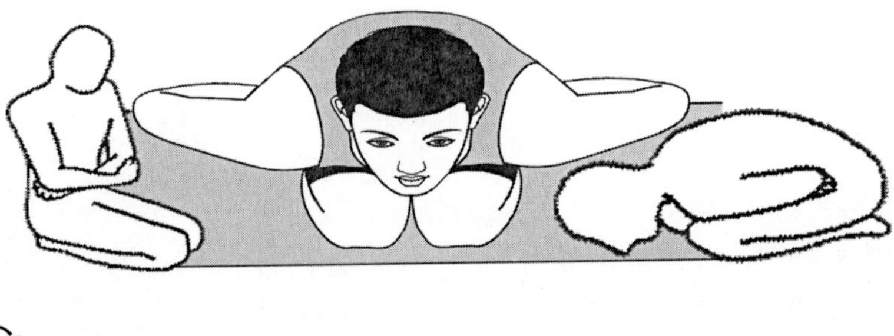

## विधि

- मंडूकासन के लिए पहले चटाई बिछाकर बैठ जाएं।
- इसके बाद दोनों पैरों को घुटनों से मोड़कर पीछे की ओर ले जाएं और एड़ियों को फैलाकर तथा दोनों पंजों को मिलाकर उस पर बैठ जाएं।

- दोनों हाथों के अंगूठों को अंदर करके मुट्ठी बांध लें और मुट्ठी को एक-दूसरे से सटाकर नाभि के पास रखें।
- अब सांस अंदर खींचकर शरीर को ढीला छोड़ दें।
- सांस को छोड़ते हुए शरीर को धीरे-धीरे आगे की ओर झुकाते हुए छाती को घुटनों से लगाएं।
- इसके बाद सांस लेते हुए शरीर को वापस पहले वाली स्थिति में ले आएं। कुछ देर रुककर सांस को छोड़ते हुए फिर से छाती को घुटनों से लगाएं।

## लाभ

- पेट संबंधी समस्याएं और अन्य विकारों को आसानी से दूर किया जा सकता है।
- रीढ़ की हड्डी मजबूत होती है।
- इस आसन से आपके पंजों को बल मिलता है और आपके उछलने की क्षमता बढ़ जाती है यानी आप कुछ देर तक आराम से बिना थके लगातार उछल सकते हैं।
- इस आसन को करने से आपको शरीर में हल्कापन महसूस होगा और आप बहुत ही रिलैक्स महसूस करेंगे।
- यह आसन शरीर में इंसुलिन की मात्रा को बढ़ाता है। इसलिए यह मधुमेह के लिए फायदेमंद है। साथ ही यह आसन उच्च रक्त शर्करा को नियंत्रित करने के लिए मददगार होता है।
- शरीर में बढ़ रही अतिरिक्त चर्बी को दूर करने के लिए मंडूकासन बहुत लाभकारी है।
- जोड़ों में दर्द की समस्या हो या फिर टखनों, घुटनों इत्यादि में दर्द हो, इस आसन के जरिए सभी समस्याओं से आसानी से निजात पाई जा सकती है।
- इस आसन को करने से शरीर और दिमाग शांत होता है।
- यह आसन हृदय रोग में भी लाभदायक है।
- ब्लड प्रेशर नियंत्रित रहता है।

## सावधानी

- अगर आपको पीठ में दर्द हो तो इस आसन को करने से परहेज करना चाहिए।
- पेट में अगर कोई विकार या ऑपरेशन हुआ हो तो इस आसन को न करें।
- नाभि की समस्या होने पर भी इस आसन को न करें।
- यदि पेट संबंधी कोई गंभीर रोग हो तो यह आसन न करें। स्लिप डिस्क, ऑस्टियोपॉरोसिस और कमर दर्द के रोगी यह आसन किसी योग-चिकित्सक से पूछकर ही करें।
- आसन करते वक्त ध्यान रखें कि दोनों हाथों की मुट्ठियां अच्छी तरह से नाभि के आस-पास टिकी हों।

## ☞ मर्कटासन

यह आसन करते समय शरीर का आकार बंदर जैसा हो जाता है, इसलिए इस आसन को बंदर आसन भी कहते हैं। यह बहुत ही आसान और लाभप्रद आसन है। मर्कटासन लेटकर किए जाने वाले आसनों में से एक है। मर्कटासन शरीर के साथ-साथ दिमाग को आराम पहुंचाने के लिए बहुत प्रभावी होता है। यह आसन कमर दर्द और पेट की चर्बी घटाने के लिए काफी लाभकारी होता है।

### विधि

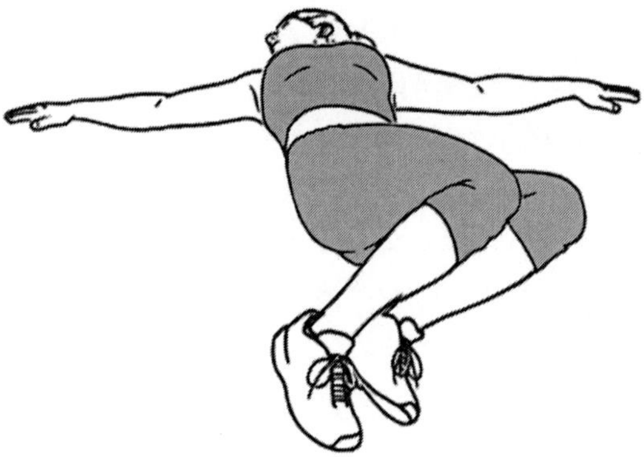

- इस योगासन को करने के लिए एक मैट पर सीधा लेट जाएं।
- इसके बाद दोनों हाथों को कंधों के समानांतर फैलाएं।
- ध्यान रहे कि आपकी हथेलियां आकाश की तरह खुली हों।
- अब दायें पैर को 10 डिग्री उठाकर धीरे-धीरे बाएं हाथ के पास ले जाएं। साथ ही गर्दन को दाईं ओर मोड़कर रखें।
- कुछ समय तक इस स्थिति में रहें। उसके बाद पैर को 90 डिग्री पर सीधे उठाकर धीरे-धीरे भूमि पर टिका दें।
- इसके बाद दोनों पैरों को एक साथ 90 डिग्री पर उठाकर बाईं ओर हाथ के पास रखें।
- गर्दन को विपरीत दिशा में मोड़ते हुए दाए ओर देखें और कुछ समय पैरों को सीधा रखें।
- इसी तरह दोनों पैरों को उठाकर दाईं ओर हाथ के पास रखें।
- गर्दन को बाईं ओर मोड़ते हुए बाईं तरफ देखें।
- इस क्रिया को 3 से 5 बार करें।
- इसी प्रकार बाईं ओर से भी करें।

### लाभ

- मर्कटासन करने से पीठ के दर्द में राहत मिलती है और रीढ़ की हड्डियों का रोग दूर होता है।

- सर्वाइकल, पेट दर्द, गैस, कमर दर्द, अपच, कूल्हों के दर्द, अनिद्रा और थकान में मर्कटासन बहुत ही लाभदायक है।
- इसके साथ ही मर्कटासन करने से हमारे गुर्दे, अग्नाशय और लिवर सक्रिय हो जाते हैं।
- मर्कटासन पसलियों और फेफड़ों के लिए अच्छा व्यायाम होता है।
- इस आसन को नियमित रूप से करने पर कब्ज और गैस की समस्या ठीक हो जाती है।
- मर्कटासन के द्वारा आत्म-ज्ञान बढ़ता है और रचनात्मकता में भी वृद्धि होती है, साथ ही इससे एकाग्रता भी बढ़ती है।

### सावधानी

- यदि किसी व्यक्ति के पैरों और घुटनों में दर्द है तो वह इस आसन को न करे।
- जो लोग गंभीर पीठ दर्द से ग्रस्त हैं, वे इस आसन को न करें।
- जो लोग हर्निया से पीड़ित हैं, उन्हें चिकित्सक के निर्देशानुसार ही इस आसन का अभ्यास करना चाहिए।

## ☞ कर्णपीड़ासन

संस्कृत भाषा में कर्ण का अर्थ है कान तथा पीड़ का अर्थ है दबाना। इस आसन में दोनों कानों पर घुटनों द्वारा दबाव बनाया जाता है, इसलिए इसे कर्णपीड़ासन कहते हैं। यह हलासन और सर्वांगासन का विकसित रूप है। कर्णपीड़ासन की शुरुआत करने से पहले आपको हलासन और सर्वांगासन में निपुण होना होगा। कर्णपीड़ासन के सबसे महत्त्वपूर्ण लाभों में से एक यह है कि सिर में खून का प्रवाह बढ़ जाता है, जो कान और साइनस ब्लॉकेज को प्राकृतिक रूप से सही करके कानों को स्वस्थ रखता है।

### विधि

- कर्णपीड़ासन करने के लिए आप सबसे पहले एक योगा मैट को जमीन पर बिछा के उस पर पीठ के बल लेट जाएं।
- अपने दोनों हाथों और पैरों को सीधा रखें।
- अब एक लंबी सांस लें और अपने दोनों पैरों को ऊपर करें।
- धीरे-धीरे अपने पैरों को अपने सिर के पीछे लाने का प्रयास करें, इस स्थिति में आपके पैर हलासन के समान दिखाई देंगे।

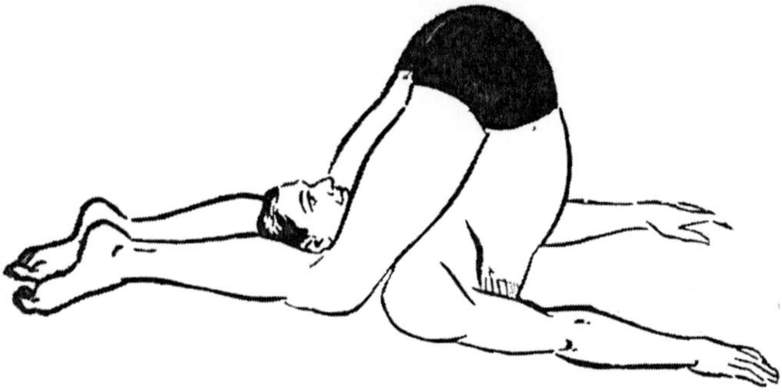

- अपने कंधों पर शरीर का वजन रखें और अपने हाथों को सीधे जमीन पर ही रहने दें।
- हलासन की मुद्रा में आने के बाद अपने दोनों पैरों को घुटनों के पास से मोड़ें।
- घुटनों को मोड़ने के बाद घुटने आपके दोनों कान के पास आ जाएंगे अब आप अपने दोनों घुटनों से दोनों कानों को ढक लें।
- अपनी नजर को नाक पर रखें।
- इस स्थिति में रह के कम-से-कम 6 से 8 बार सांस लें।
- अब सांस को छोड़ते हुए पैरों को नीचे करें और अपनी प्रारंभिक अवस्था में आएं।

## लाभ

- इस आसन के निरंतर अभ्यास से मस्तिष्क, गला, नाक, कान इत्यादि शारीरिक अंगों को लाभ होता है।
- आंखों की रोशनी बढ़ती है।
- यह मेरुदंड को लचीला बनाता है।
- यह आसन पेट तथा पीठ में जमी हुई अतिरिक्त चर्बी को घटाता है।
- कर्णपीड़ासन को नियमित करने से दिमाग शांत रहता है।
- कर्णपीड़ासन उच्च रक्तचाप को भी नियंत्रित करता है।
- जो बहुत तनावपूर्ण माहौल में रहता है, उसे यह आसन जरूर करना चाहिए।
- यह आसन फेफड़े को शक्ति देता है और अस्थमा के रोगियों के लिए फायदेमंद होता है।

## सावधानी

- पैरों को झटके से ऊपर नहीं ले जाना चाहिए।
- शुरुआत में यह योग धीरे-धीरे बढ़ाना चाहिए।
- गर्दन में मोच आने पर यह योग नहीं करना चाहिए।

- जिन लोगों की कमर में दर्द है, वे लोग इस आसन को न करें।
- गर्भवती महिलाएं इस आसन को न करें।

## ☞ कोणासन

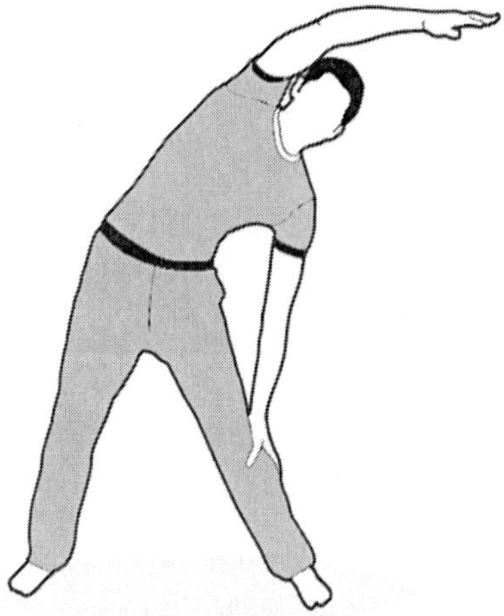

इस आसन को कोणासन इसलिए कहा जाता है, क्योंकि जब मनुष्य इस आसन की क्रिया का प्रयोग करते हैं, तब उस मनुष्य के शरीर की आकृति एक कोण की तरह हो जाती है, इसलिए इस आसन को कोणासन कहा जाता है। इस योग को खड़े होकर किया जाता है। इस आसन को प्रतिदिन यदि 10 मिनट तक किया जाए तो कमर दर्द से बचाव व कमर दर्द में आराम भी मिलेगा।

### विधि

- किसी आसन व चटाई पर खड़े हो जाएं।
- अब दोनों पैरों के बीच 3 फिट की दूरी रखें।
- दाहिने हाथ को ऊपर की ओर उठाएं।
- हथेली को ऊपर की ओर पलटें।
- सांस लेते हुए हाथ को कान के पास ले जाकर सटा लें।
- सांस छोड़ते हुए विपरीत दिशा में झुकें।
- इस अवस्था में 3 से 5 बारी सांस को भरें और छोड़ें।
- फिर पहले वाली पोजिशन में आएं।
- ऐसा ही दूसरी तरफ से करें।
- इस क्रिया को दोनों तरफ से बारी-बारी से करें।

### लाभ

- कोणासन के अभ्यास से शरीर में रक्त का प्रवाह तेज होता है और मस्तिष्क तक ऑक्सीजनयुक्त खून की आपूर्ति तेज हो जाती है, जिसके कारण आपकी चिंता, तनाव और दूसरी मानसिक समस्याएं भी दूर रहती हैं।
- कोणासन करते समय आप गहरी सांस लेते हैं और शुद्ध ऑक्सीजन को अपने फेफड़ों में

भरते हैं, जिससे फेफड़े स्वस्थ रहते हैं और आपके शरीर में दिन भर के लिए एक पॉजिटिव एनर्जी आ जाती है, जिससे आपका दिन अच्छा गुजरता है।

- यह कमर व जांघों की अधिक चर्बी को कम कर कमर को पतला व सुंदर बनाता है। इससे शरीर सुंदर बनता है व चेहरे पर चमक आती है। यह आसन स्त्रियों के लिए भी लाभदायक है।
- मेरुदंड लचीला बनता है।
- पैरों की मांसपेशियों को मजबूत करता है।
- नस–नाड़ियों तथा पूरे शरीर की मालिश हो जाती है।
- शरीर से आलस खत्म होता है।
- यह आसन कफ को दूर करता है।
- हाथ, पैर और पेट के अंगों को व्यवस्थित करता है।

### सावधानी

- यह आसन वे लोग न करें, जिन्हें कमर में बहुत तेज दर्द हो या स्पोंडिलाइटिस से ग्रसित लोग भी इस आसन को न करें।
- यह आसन हमेशा खाली पेट करना चाहिए।
- जब घुटनों में तकलीफ हो या हिप्स में कष्ट हो, उस दौरान इस योग को नहीं करना चाहिए।

## ☞ उत्कटासन

उत्कटासन एक बहुत आसान योगासन है, जिसे कोई भी आसानी से कर सकता है। इस आसन को चेयर पोज आसन के नाम से भी जाना जाता है। यह बहुत ही शक्तिशाली आसन है, यह हमारे संपूर्ण शरीर के लिए सभी प्रकार से लाभदायक आसन है।

### विधि

इस आसन को करने के लिए सीधे खड़े हो जाएं, अपने हाथों को सामने की ओर फैलाकर सीधा करके रखें। अब कुर्सी के आकार में पोज बनाते हुए अपने घुटनों को मोड़ें। उसके बाद धीरे से सामान्य अवस्था में आ जाएं। इसको करते वक्त अपनी एड़ियों को भी ऊपर की ओर उठाना चाहिए, लेकिन अगर आप ऐसा नहीं कर पा रहे हैं तो कोई बात नहीं है। इस अवस्था में 1 मिनट तक रुकें इस क्रिया को 5 से 10 मिनट तक करें।

### लाभ

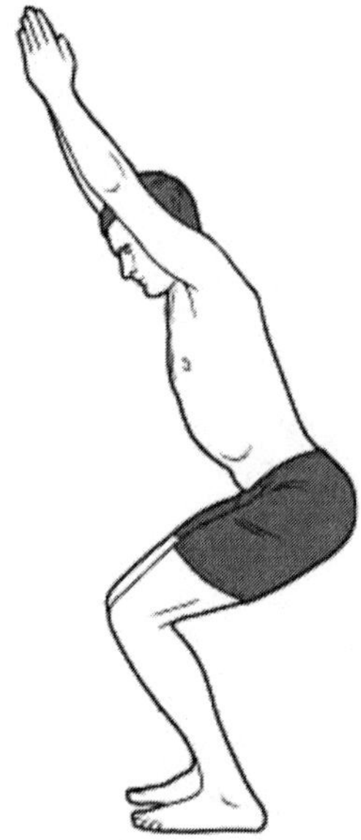

- इस आसन को करने से शरीर में स्फूर्ति और ऊर्जा बढ़ती है।
- इससे पैरों की एड़ियां तथा मांसपेशियां मजबूत बनती हैं।
- उत्कटासन के जरिए हिप्स और थाइज का वजन कम किया जा सकता है।
- पेट की बीमारियां, जैसे- अपच, कब्ज, एसिडिटी आदि भी दूर होती है।
- अगर आपके पैरों में अधिक चलने से दर्द होता हो तो वह भी ठीक हो जाता है।
- रीढ़ की हड्डी मजबूत बनती है, गठिया, सायटिका और पैरों की छोटी-मोटी बीमारियां दूर होती हैं।
- शरीर में संतुलन व मन में दृढ़ता आती है।
- यह भूख को बढ़ाता है।

### सावधानी

- गंभीर गठिया रोग होने पर इसको करने से बचें।
- चक्कर आने पर इस आसन को करने से बचें।
- टखने में चोट होने पर यह आसन नहीं करना चाहिए।
- इस आसन को खाली पेट करना चाहिए।
- हृदय रोग होने पर इस आसन को किसी विशेषज्ञ की निगरानी में करें।
- अगर आपको घुटने या पीठ में चोट लगी हुई है तो आप यह आसन न करें।
- अगर आप सिर दर्द और अनिद्रा से ग्रस्त हैं तो आप यह मुद्रा न करें।
- इसके अलावा अगर आप गर्भवती हैं तो आप इस योग को करने की कोशिश न करें।

## ☞ कूर्मासन

कूर्मासन संस्कृत शब्द 'कूर्म' से निकला है, जिसका अर्थ होता है कछुआ। इसलिए इस आसन को कछुआ योग भी कहते हैं। इस आसन से मन व इंद्रियां स्थिर व एकाग्र होती हैं। कूर्मासन को नियमित रूप से करने पर पीठ मजबूत बनती है। कूर्मासन से हमारे शरीर का सारा सिस्टम सही ढंग से कार्य करता है।

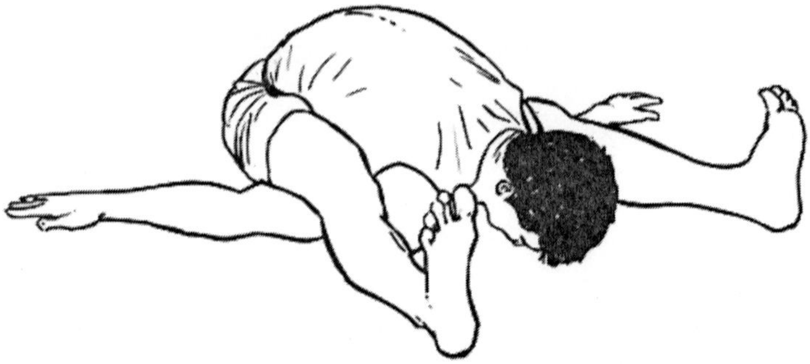

## विधि

- सबसे पहले आप बैठ जाएं।
- अब आप अपने पैर को दोनों ओर अपने हिसाब से फैलाएं।
- सांस छोड़ते हुए आगे झुकें।
- हाथों को पैरों के नीचे ले जाते हुए हाथ को पैरों के 90 डिग्री पर रखें या हाथों से पैरों को पकड़ लें।
- आगे झुकें, कमर से रीढ़ की हड्डी को खीचने की कोशिश करें और जमीन पर माथा लगाने का प्रयास करें।
- इस अवस्था में धीरे-धीरे सांस लें और फिर धीरे-धीरे सांस छोड़ें। फिर सांस लेते हुए आरंभिक अवस्था में आएं।
- यह एक चक्र हुआ।
- इस तरह से आप 3 से 5 चक्र करें।

## लाभ

- कूर्मासन से पीठ की मांसपेशियों पर खिंचाव पड़ता है। यह खिंचाव पीठ को लचीला बनाता है। पीठ से संबंधित समस्याएं दूर होती हैं।
- कुंडलिनी शक्ति के जागरण के लिए इस योग का अहम योगदान है।
- कूर्मासन करने से हमारा मन और इंद्रियां एकाग्र होती हैं। इससे हमारे मन को शक्ति मिलती है।
- इससे पेट में होने वाली समस्याएं दूर होती हैं। पाचन तंत्र स्वस्थ होता है। पेट में गैस बनाना, कब्ज और अपच जैसी समस्याओं से छुटकारा दिलाने में मदद करता है।
- अगर किसी को मधुमेह का रोग हो तो उसे कूर्मासन जरूर करना चाहिए।
- इसे तनाव बस्टर कहा गया है, जो तनाव को कम करता है, दिमाग को शांत रखता है और उसे ध्यान के लिए यह तैयार करता है।

- अस्थमा के रोगियों के लिए यह बहुत ही लाभदायक है।
- यह आसन नाभि को केंद्र में रखने के लिए अहम भूमिका निभाता है।
- यह घुटनों के दर्द के लिए एक उपयुक्त योगाभ्यास है।
- इस आसन के नियमित अभ्यास से हर्निया के लिए खत्म हो जाता है।

## सावधानी

- इस आसन को वह लोग न करें, जिन्हें रीढ़ की हड्डी में दर्द हो।
- अगर आपको घुटनों में दर्द है तो आप इस आसन को न करें।
- जो महिलाएं गर्भवती हैं, उनको इस आसन को नहीं करना चाहिए।
- यदि आप कंधे के दर्द, कूल्हे के दर्द और हाथ के दर्द से परेशान हैं तो आपको इस आसन को नहीं करना चाहिए।
- सायटिका या पुराने गठिया रोग से पीड़ितों को यह आसन नहीं करना चाहिए।

# ☞ उड्डियान बंध

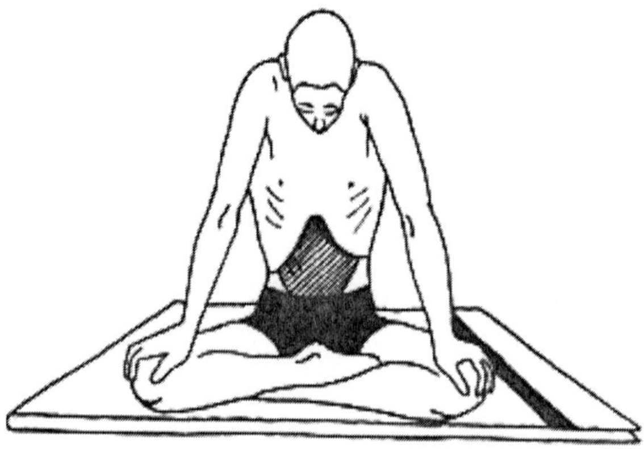

उड्डियान का अर्थ होता है उड़ान। इस बंध के कारण आंख, कान, नाक और मुंह अर्थात् सातों द्वार बंद हो जाते हैं और प्राण सुषुम्ना में प्रविष्ट होकर उड़ान भरने लगता है। दरअसल प्राण सुषुम्ना में ऊपर की ओर उठने लगता है, इसीलिए इसे उड्डियान बंध कहते हैं। उड्डियान बंध को दो तरह से किया जा सकता है–खड़े होकर और बैठकर। उड्डियान बंध योगासन जीवन शक्ति को बढ़ाकर हमें दीर्घायु बनाता है। शरीर को सुडौल और स्फूर्तिदायक बनाए रखता है।

## विधि (खड़े होकर करने की विधि)

- सबसे पहले अपने दोनों पांव को बीच में अंतर रखते हुए अपने दोनों घुटनों को मोड़कर थोड़ा-सा आगे की तरफ झुका लें।
- अब अपने दोनों हाथों को जांघों के ऊपर रखें और अपने मुंह से हवा को बाहर निकालकर

नाभि को अंदर की ओर खींचते हुए अपने सातों छिद्रों को बंद करने का प्रयास करें। यह आप का उड्डियान बंध होता है।

- अपने श्वास को बाहर निकालकर 20 से 30 सेंकड तक बाह्य कुंभक करें।

## बैठकर करने की विधि

- सबसे पहले दरी या कंबल एक समतल जगह पर बिछा लें।
- फिर सुखासन या पद्मासन में बैठ जाएं।
- अपने हाथों की हथेलियों को घुटनों पर रखें और थोड़ा-सा आगे की ओर झुकते हुए पेट के स्नानयुओं को अंदर की ओर खींचते हुए रेचक करें अर्थात् अपनी सांस को बाहर की ओर निकालें।
- अब अपनी सांस को धीरे-धीरे अंदर की ओर लेते हुए अपनी पसलियों को ऊपर की ओर उठाएं।
- अपनी सांस को छाती में ही रोककर रखें एवं अपने पेट को ढीला छोड़ दें।
- अपने पेट को अंदर की ओर जितना हो सके उतना सिकोड़ लें।

## लाभ

- उड्डियान बंध के अभ्यास से आमाशय, लिवर व गुर्दे सक्रिय होकर अपना कार्य ठीक तरह से करने लगते हैं, साथ ही इन अंगों से संबंधित सभी तरह के रोग दूर हो जाते हैं।
- यह पेट और कमर की चर्बी को कम करने में भी सहायक होता है।
- मणिपुर चक्र और सूर्यजालिका को सक्रिय करता है।
- आंतों की सक्रियता बढ़ाता है एवं कब्ज दूर करने में सहायता करता है।
- अग्नाशय को प्रोत्साहित करता है और मधुमेह के लिए लाभदायक है।
- रोग-निरोधक प्रणाली को मजबूत करता है।
- यह मन को संतुलित करता है, चिड़चिड़ेपन और क्रोध को शांत करता है और अवसाद के भाव को नष्ट करता है।
- इस बंध के नियमित अभ्यास से पेट और आंतों की सभी बीमारियां दूर होती हैं।
- इससे शरीर को एक अद्‌भुत कांति प्राप्त होती है।

## सावधानी

- जब भी इस आसान को करें तो स्वच्छ और हवादार स्थान पर बैठकर ही करें।
- सुबह के समय अपने दैनिक नित्यक्रम करने के बाद इस आसन को करना चाहिए और इसे हमेशा खाली पेट ही करना चाहिए।

- अगर आप पेट, फेफड़े और गले के किसी भी गंभीर रोग से पीड़ित हों तो यह आसन नहीं करें।
- हृदय रोगियों को इसका अभ्यास नहीं करना चाहिए।
- इसको करते हुए जब भी आपको किसी तरह की परेशानी हो रही हो तो आपको इसे नहीं करना चाहिए।
- गर्भवती महिला को भी यह आसन नहीं करना चाहिए।

## ☞ वृक्षासन

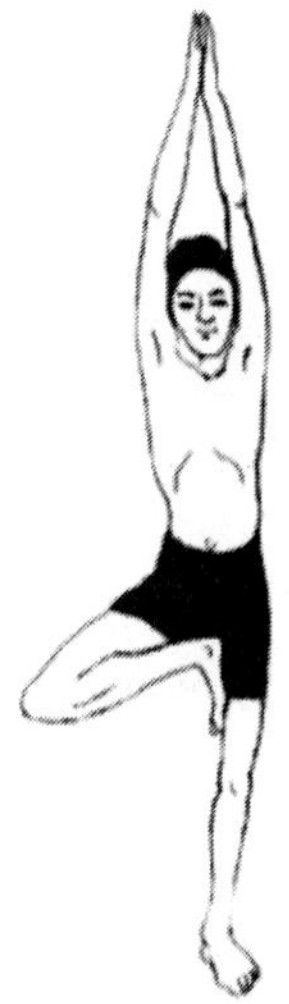

वृक्षासन का अर्थ है वृक्ष के समान आसन। इस आसन को करते समय मनुष्य का शरीर पेड़ के समान नजर आता है, यही कारण है कि इस आसन को वृक्षासन कहा जाता है। इस आसन का अभ्यास खड़े होकर किया जाता है। वृक्षासन के दौरान आपको अपने शरीर को स्थिर रखना पड़ता है। इसे करने के दौरान वृक्ष की जड़ों की तरह आपके पैरों पर आपके शरीर का पूरा भार होता है। जहां एक ओर वृक्षासन से हमारे शरीर के विभिन्न अंग विशेषों को लाभ पहुंचता है, वहीं दूसरी ओर मानसिक तनाव को भी यह आसन दूर रखता है।

### विधि

दोनों पैरों को जोड़कर सावधान मुद्रा में खड़े हो जाएं। अब एक पैर पर अपना अधिक वजन डाल लें और दूसरे पर कम। जिस पैर पर कम वजन है, उसे धीरे-धीरे अंदर की तरफ मोड़ें। अपने तलवे को सीधे पैर के घुटने से कुछ ऊपर जांघ पर टिका दें। अब अपने दोनों हाथों को सिर के ऊपर सीधा ले जाएं। हाथों को जोड़ लें। ध्यान रखें कि आपका संतुलन बना रहे। इसके लिए अपने मन को एकाग्र करें। धीरे-धीरे सांस लें, आंखों को किसी एक जगह टिका लें। योगा में माना जाता है कि अस्थिर मन शरीर को भी अस्थिर बनाता है।

### लाभ

- पैरों में मजबूती आती है और शरीर का संतुलन बेहतर होता है।
- शारीरिक और मानसिक तनाव को कम करता है।
- घुटने में दर्द से राहत मिलती है।

- यह पेट, कमर और कूल्हे के आस-पास जमी चर्बी को खत्म कर देता है और आपके शरीर को सुडौल बनाता है।
- पैरों, पीठ और सीने की मांसपेशियों को मजबूत बनाता है।
- सहनशक्ति, एकाग्रता, प्रतिरक्षा और संतुलन को बढ़ाता है।
- न्यूरो-पेशी समन्वय में सुधार और सहायता करता है।
- छोटे बच्चों को इस आसन का अभ्यास कराने से कद बढ़ने की संभावना बढ़ जाती है।
- नसों के दर्द में अत्यंत सहायक है।

### सावधानी

- वृक्षासन उनको नहीं करना चाहिए, जिनके घुटनों में बहुत ज्यादा दर्द हो।
- ब्लड प्रेशर के मरीजों को भी वृक्षासन नहीं करना चाहिए।
- वृक्षासन का अभ्यास करते समय अपने एक पैर को दूसरे पैर के जोड़ या जांघ पर सही स्थान पर रखें और अधिक नीचे या ऊपर न रखें, अन्यथा शरीर का संतुलन खराब हो सकता है और आप गिर सकते हैं।
- अगर आपको अनिद्रा या नींद से संबंधित कोई बीमारी है तो आपको इस आसन से दूर रहना चाहिए।
- अगर आपके कूल्हों में चोट लगी हो तो इस स्थिति में वृक्षासन करने से परहेज करें।
- यदि आपके टखने में कोई समस्या हो या लगातार चक्कर महसूस होता हो तो वृक्षासन का अभ्यास न करें।

## ☞ पादांगुष्ठासन

योग का एक प्रमुख आसन है पादांगुष्ठासन! पादांगुष्ठासन बहुत लाभकारी है। इसे ध्यानपूर्वक तथा सावधानीपूर्वक करने से अनेक रोगों एवं दोषों से मुक्ति पा सकते हैं तथा अपने आपको और भी अधिक शक्तिशाली एवं ऊर्जावान महसूस कर सकते हैं, जो आपके तन तथा मन दोनों के लिए अति लाभकारी है। शरीर में संतुलन बनाने के लिए यह आसन बहुत लाभकारी है।

### विधि

- पैर की एड़ी पर अपने पूरे शरीर का भार डालते हुए जमीन पर बैठ जाइए।
- एड़ी शरीर के मध्य में स्थित रहे।
- फिर दूसरा पैर घुटने के ऊपर रखें।
- अब आप चाहें तो सहारे के लिए अपने दोनों हाथों से दीवार या कमर पकड़ लें अथवा

दोनों हाथों को जोड़कर नमस्कार की मुद्रा में स्थित रहें।

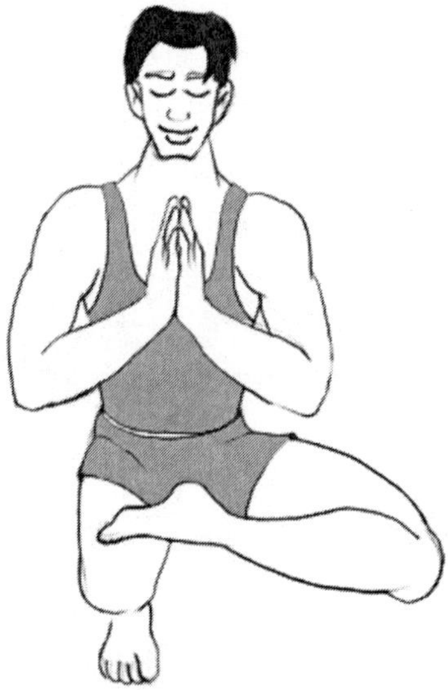

### लाभ

- यह आसन किशोरावस्था में अत्यधिक लाभदायक है।
- इस आसन के प्रतिदिन के अभ्यास से स्वप्नदोष दूर हो जाता है।
- इस आसन से वीर्यदोष दूर होते हैं।

### सावधानी

- इस आसन को एक मिनट से पांच मिनट तक करने का अभ्यास करना चाहिए। यह आसन अपेक्षित रूप से कठिन होता है, इसके नियमित अभ्यास से यह सिद्ध हो जाता है।
- यदि इस आसन को नियमित रूप से किया जाए तो कामशक्ति पर इसका सकारात्मक प्रभाव दृष्टिगोचर होता है।
- यह आसन प्रात:काल करना ही श्रेष्ठ रहता है।

## ☞ महा मुद्रासन

हठयोग के सभी ग्रंथों में महामुद्रा का वर्णन है। इस मुद्रा के महत्त्व के कारण ही इसे महामुद्रा कहा जाता है। यह आसन बैठ के किए जाने वाले आसनों में से एक है। महामुद्रा के आसन से शरीर के कई अंग प्रभावित होते हैं। यह मुद्रा समस्त प्रकार के रोगों का नाश करती है, विशेष रूप से पाचन तंत्र को सुव्यवस्थित करती है। प्राय: समस्त योग-ग्रंथों में इसका वर्णन मिलता है। इस मुद्रा के साथ विधिपूर्वक किया गया प्राणायाम अत्यंत लाभकारी होता है।

### विधि

- सबसे पहले भूमि पर आसन बिछा लें।
- अब आसन पर दोनों पैरों को फैलाकर बैठ जाएं।
- मेरुदंड सीधा रखें। हाथ घुटने पर रखें। बाएं पैर को घुटने से मोड़कर एड़ी को अपनी जांघ से सटाएं।

- बाएं पैर का तलवा जांघ से लगा रहे। हाथ ऊपर उठाकर सांस लें।
- फिर माथे को दाएं घुटने से लगाकर हाथों से पैर को पकड़ लें। यह महामुद्रा की पूर्ण स्थिति है।
- अब सांस छोड़ते हुए सीधा उठें। दायां पैर सीधा करें।
- अब सामान्य अवस्था में आ जाएं। इस आसन को पैर बदलकर फिर से अभ्यास करें।

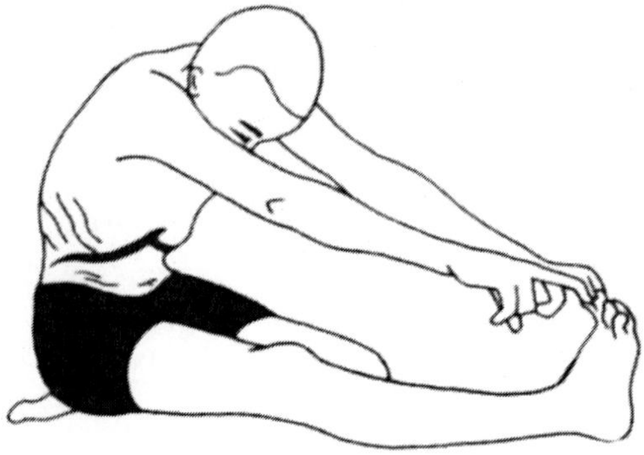

## लाभ

- यह आसन दमा, क्षय, कुष्ठ, बवासीर आदि रोगों में बहुत लाभकारी है।
- इस आसन के नियमित अभ्यास से पेट की चर्बी कम होती है।
- जांघ, रीढ़, कमर, कंधे, फेफड़े बलवान होते हैं।
- सुषुम्ना नाड़ी अच्छी तरह से चलने लगती है।
- इस आसन को करने से कमर और पैरों का दर्द दूर होता है।
- इस आसन से स्वप्नदोष की समस्या दूर होती है।
- इस आसन के प्रयोग से शरीर में स्फूर्ति आती है।
- मधुमेह और अपेंडिसाइटिस के रोगियों के लिए यह आसन बहुत उपयोगी है।
- इसके नियमित अभ्यास से आलस्य भी दूर हो जाता है।
- स्त्रियों की मासिक धर्म से संबंधित समस्या दूर हो जाती है।

## सावधानी

- गंभीर हृदय रोगी को महामुद्रासन नहीं करना चाहिए।
- जिनको स्लिप डिस्क (कमर दर्द) की समस्या हो उन्हें महामुद्रासन नहीं करना चाहिए।
- महामुद्रासन को खाली पेट करना ज्यादा लाभप्रद है। इसे करने के 30 मिनट बाद ही कुछ खाएं-पिएं ।
- इस योग को अपने जीवन में अपनाएं, खुशहाल जीवन की ओर कदम बढ़ाएं।

## ☞ मकर अधोमुख श्वान आसन

मकर अधोमुख श्वान आसन एक मध्यम स्तर का शरीर को ताजगी प्रदान करने वाला आसन है। यह आसन पेट की मांसपेशियों को पुष्टि प्रदान करता है। यह डॉलफिन आसन का ही एक और प्रकार है। मकर अधोमुख श्वान आसन को डॉल्फिन प्लैंक पोज (Dolphin Plank Pose) के नाम से भी जाना जाता है। मकर अधोमुख श्वान आसन मूल रूप से चार शब्दों मकर, अधोमुख और श्वान से मिलकर बना है, जिसमें मकर अर्थात् डॉलफिन, अधो यानी नीचे की ओर, मुख यानी मुंह और श्वान अर्थात् कुत्ते की तरह पोज बनाया जाता है। इस आसन का मुख्य कार्य आर्म बैलेंस में सुधार करना है। डॉल्फिन प्लैंक पोज उन लोगों के लिए एक उत्कृष्ट अभ्यास है, जो अपनी बांहों, कंधों में ताकत लाने की इच्छा रखते हैं। इस आसन द्वारा कंधे से पैरों तक शरीर की सभी मांसपेशियों को एक अच्छा खिंचाव प्रदान होता है। मकर अधोमुख श्वान आसन के नियमित अभ्यास से बांहों और पैरों को मजबूती मिलती है।

### विधि

- इसे करने के लिए एक समतल जमीन पर श्वान आसन की मुद्रा में आ जाएं।
- अब अपने हाथों के सहारे ऊपर उठें। इसके बाद अपने शरीर के वजन को धीरे से आगे की तरफ ले आएं।
- ध्यान रखें कि आपके कंधे कलाइयों की सीध में हों।
- अब धीरे से बांहों को जमीन से स्पर्श कराने तक नीचे ले आएं।
- याद रहे कि इस समय आपकी हथेलियां जमीन पर टिकी हुई होनी चाहिए।
इसके बाद पैरों को सीधा रखते हुए अपनी एड़ी को पांव के अंगूठे की सीध में ले आएं।
- फिर अपनी दृष्टि जमीन पर स्थिर रखते हुए कमर और घुटने को सीधा रखें।

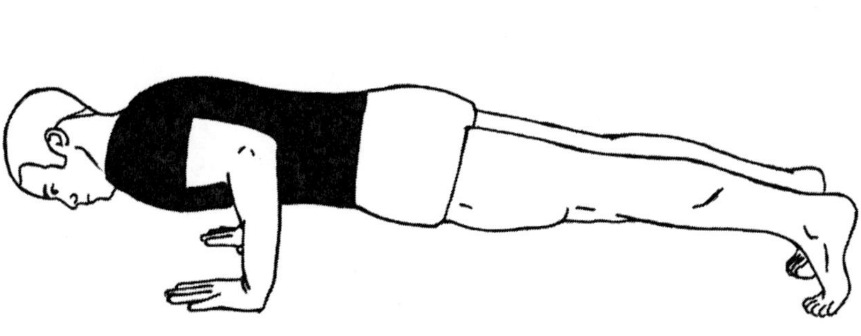

- हथेलियां एक-दूसरे की ओर होनी चाहिए।
- अब सांस लेते हुए पेट की मांसपेशियों को अंदर की ओर खींचें और छोड़ते हुए विश्राम की स्थिति में आएं।
- इस मुद्रा में कुछ देर सांस लेते रहें और छोड़ते रहें।
- इसके पश्चात् पुनः अधोमुख श्वान आसन में वापस आ जाएं।

### लाभ

- आसन सिर दर्द, थकान और कमर दर्द में अत्यंत प्रभावशाली होता है बांहों और पैरों को मजबूती प्रदान करता है। इससे पेट की मांसपेशियां सुदृढ़ बनती हैं ।
- यह पाचन क्रिया को सही करता है। स्त्रियों को मासिक धर्म में होने वाले पीड़ा को कम करने में भी यह आसन सहायक है।
- यदि इस आसन को नियमित रूप से किया जाए तो यह थकान, सिर दर्द और कमर दर्द को दूर कर देता है ।
- इस आसन को करने से शरीर और दिमाग को आराम मिलता है।

### सावधानी

अगर किसी को कमर, गला या रीढ़ की हड्डी में दर्द हो या चोट लगी हो तो यह आसन किसी अनुभवी शिक्षक की देखरेख में ही करना चाहिए।

## ☞ पर्वतासन

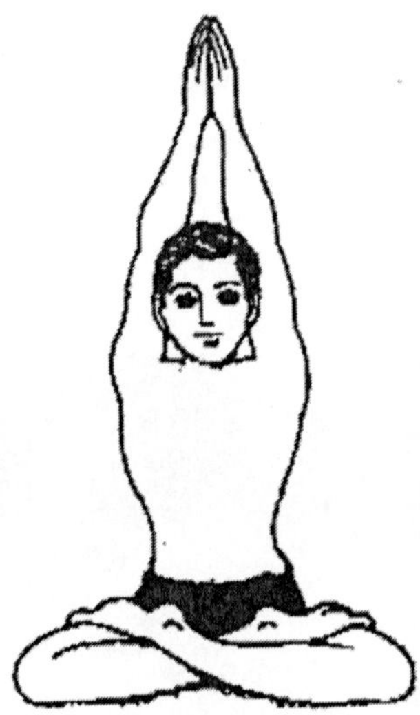

विभिन्न आसनों के अलग-अलग फायदे हैं। इसीलिए हर समस्या के लिए अलग-अलग आसन किए जाते हैं। पर्वतासन आसनों में से एक आसान है, जिससे अनेक समस्याओं को दूर किया जा सकता है। पर्वतासन से कई गंभीर रोगों से भी निजात पाई जा सकती है। पर्वतासन का लाभ उठाने के लिए जरूरी है कि पर्वतासन के बारे में संपूर्ण जानकारी ली जाए। ऐसे में आपके लिए यह जानना भी जरूरी है कि आखिर पर्वतासन क्या है, पर्वतासन के लाभ क्या हैं, पर्वतासन को करने की विधि क्या है, पर्वतासन के द्वारा किन समस्याओं से निजात पाई जा सकती है।

## लाभ

- पर्वतासन उन लोगों के लिए बढ़िया आसन है, जो कंधों के दर्द से परेशान रहते हैं।
- आमतौर पर रीढ़ की हड्डी में आने वाले तनाव को दूर करने के लिए पर्वतासन किया जाता है।
- पर्वतासन करने का लाभ आपको तभी है, जब आप बहुत अधिक कुर्सी पर बैठते हैं या फिर आपको एक ही जगह पर बैठकर काम करना होता है।

## विधि

- पर्वतासन खुली हवादार जगह पर करना चाहिए।
- पर्वतासन करने के लिए अन्य आसनों की तरह ही आपको दरी या चादर की जरूरत होगी।
- इस आसन को करने के लिए सबसे पहले आपको पद्मासन में बैठना होगा। इसमें आपको चौकड़ी मारते हुए पैरों को आपस में ऐसे बांधना है कि आप आराम से अपने हाथों के सहारे शरीर को हवा में झुला सकें।
- इसके बाद धीरे-धीरे सांस भरें और कुछ देर सांस को रोककर रखें।
- इसके बाद आपको दोनों हाथों को ऊपर की ओर ले जाना है और जब तक संभव हो सांस रोककर रखें।
- आप जब हाथ ऊपर ले जाएंगे तो दोनों हाथों की उंगुलियों को आपस में इंटरलॉक कर दें।
- कुछ समय बाद सामान्य स्थिति में आ जाएं। इसके लिए आप धीरे-धीरे सांस छोड़ें और हाथों को नीचे घुटनों तक लाएं।
- इस आसन को करने के दौरान आपको कमर को सीधा रखना है और शरीर को तानकर रखें।
- इस आसन के दौरान आपके कंधे, हाथ और कमर एकदम सीधे होंगे यानी मांसपेशियों में खिंचाव बरकरार रहेगा।
- कुछ देर बाद इसी प्रक्रिया को दोबारा करें। आप चाहें तो अपने पैरों की पोजीशन बदल सकते हैं और ध्यान रहे आपकी रीढ़ की हड्डी हमेशा सीधी रहे।

## लाभ

- पर्वतासन करने से आपकी कई गंभीर समस्याएं दूर हो जाती हैं।
- इस आसन के जरिए चंचल मन को शांत किया जा सकता है।
- यदि आपका काम में मन नहीं लगता या फिर आप किसी चीज पर ध्यान केंद्रित नहीं कर पाते तो आपको पर्वतासन करना चाहिए।

- कमर के आस-पास की चर्बी को दूर करने के लिए पर्वतासन करना चाहिए, इससे आप जल्दी से वजन कम कर सकते हैं।
- फेफड़ों या फिर सांस संबंधी बीमारियों से निजात पाने के लिए पर्वतासन से बढ़िया उपाय कोई नहीं।
- पेट में होने वाले कीड़ों, गठिया के रोगों से बचाव के लिए भी पर्वतासन करना चाहिए।
- गर्भाशय संबंधी बीमारियों को दूर करने और गर्भावस्था के बाद त्वचा के लचीलेपन को खत्म करने के लिए पर्वतासन करना चाहिए।
- कंधों में जकड़न, कंधों में दर्द इत्यादि समस्या से छुटाकरा पाना है तो पर्वतासन करना चाहिए।

## ☞ मूर्धासन

मूर्धासन खड़े होकर सिर के बल किया जाने वाला एक आसन है। यह शरीर के निचले हिस्से को अत्यधिक प्रभावित करता है। इस आसन को करने से व्यक्ति हमेशा युवा नजर आता है। इतना ही नहीं, इस आसन को करने से इम्युनिटी सिस्टम मजबूत होता है और रोगों से लड़ने की क्षमता बढ़ती है। इस आसन को नियमित रूप से करने पर स्त्री तथा पुरुष दोनों के हार्मोंस नियंत्रित रहते हैं अर्थात् उनमें असंतुलन पैदा नहीं होता है।

### विधि

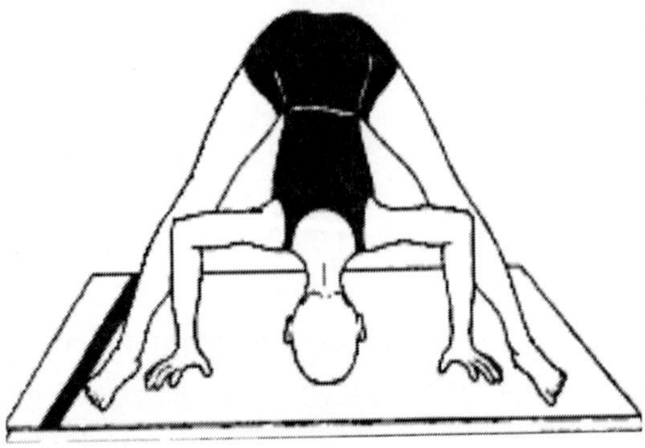

- सबसे पहले अपने पैरों का संतुलन खोए बिना खड़े हो जाएं। उसके बाद दोनों के मध्य 3 फीट की दूरी बना लें।
- अब सांस लेते हुए अपने हाथों को ऊपर उठाएं और सांस छोड़ते हुए आगे की तरफ झुकें।
- अपनी कोहनी को जमीन पर टच करें और अपने सिर को कोहनियों के बीच रखें। अगर आप संतुलन बना लेते हैं तो जमीन से अपनी कोहनियों को उठा लें और हाथ को पीछे ले जाकर उंगलियों को बंद करके रखें।
- इस मुद्रा में 30 सेकंड या एक मिनट तक रहें।

## लाभ

इस आसन को करने का सबसे बड़ा लाभ यह होता है कि इससे रीढ़ की हड्डी में खिंचाव होता है। इससे हैमस्ट्रिंग और कमर वाले हिस्से में भी पर्याप्त खिंचाव होता है। इससे शरीर का लचीलापन बढ़ता है तथा संतुलन क्षमता में भी सुधार होता है और इससे स्पाइन से जुड़ी परेशानियों से बचा जा सकता है। इस आसन को करने से अग्नाशय, जिगर और गुर्दे से उत्पन्न स्राव को नियंत्रित करने में मदद मिलती है। इस आसन से तंत्रिका तंत्र में भी सुधार होता है, जिससे तनाव, चिंता और अवसाद से लड़ने की क्षमता में वृद्धि होती है। इससे गर्दन की मांसपेशियों को भी मजबूत बनाया जा सकता है और साथ ही इस आसन को करने से मस्तिष्क में रक्त का प्रवाह भी बढ़ता है।

# ☞ गरुड़ासन

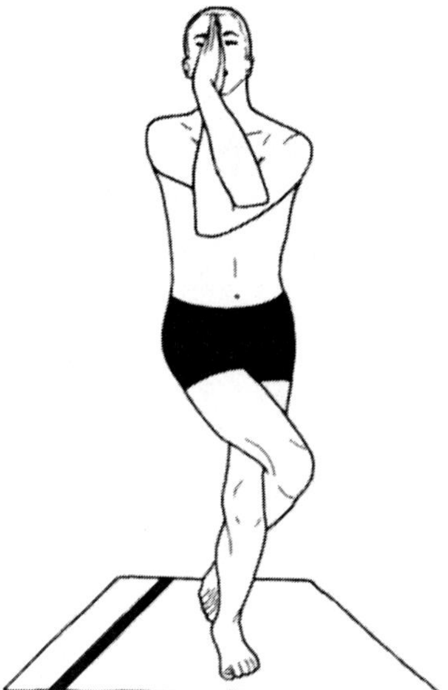

गरुड़ासन खड़े होकर करने वाले आसनों में एक महत्त्वपूर्ण आसन है। यह अंडकोष एवं गुदा के लिए बहुत ही लाभकारी आसन है। इस आसन में एक हाथ को दूसरे हाथ के साथ गूंथ लिया जाता है तथा छाती के सामने उसे गरुड़ की चोंच के समान रखा जाता है। इसीलिए इस आसन को गरुड़ासन कहा जाता है।

## विधि

- सबसे पहले सीधे खड़े हो जाएं।
- दाएं पांव को बाएं पांव के ऊपर से दूसरी ओर ले जाएं।
- बांहों को रस्सी के समान एक-दूसरे में गूंथ दें।
- आपस में गुंथे हुए हाथों को गरुड़ की चोंच के समान छाती के आगे रखें।
- घुटने को मोड़कर संतुलन बनाएं।
- बाएं पांव को दाएं पांव के ऊपर से ले जाकर इसे दूसरी ओर भी करें।
- इस तरह आप तीन से पांच चक्र पूरे करें।

## लाभ

इस आसन के अभ्यास से मन और शरीर में शांति का संचार होता है और शरीर में सामंजस्य बना रहता है। इसके नियमित अभ्यास से अंडकोष को बढ़ने से रोका जा सकता है तथा पैरों

और जांघों को मजबूत बनाया जा सकता है। इतना ही नहीं इसके अभ्यास से गुदा, मलाशय तथा मूत्राशय के कई रोगों में आराम मिलता है। यह जोड़ों को सक्रिय करके घुटनों, पैरों एवं जोड़ों का दर्द दूर करता है। इसके अभ्यास से हाथ मजबूत होते हैं तथा कोहनी के दर्द से भी छुटकारा मिलता है।

## ☞ तोलांगुलासन

योग में तोलांगुलासन एक महत्त्वपूर्ण क्रिया है। इस आसन को करते समय व्यक्ति की आकृति तराजू की तरह हो जाती है इसलिए इसे तोलांगुलासन कहा जाता है। इस आसन को करने से व्यक्ति कई प्रकार की बीमारियों से बचा रहता है। आइए इसकी विधि एवं लाभों के बारे में जानते हैं।

### विधि

- सबसे पहले आप जमीन पर एक दरी बिछाएं और उस पर पालथी मारकर बैठ जाएं।
- इसके बाद अब पीठ के बल पीछे की तरफ लेट जाएं।
- दोनों हाथों को नितंबों के नीचे रखें।
- अब अपने धड़ को इस तरह से उठाएं, ताकि शरीर का भार कोहनियों के ऊपर आ जाएं।

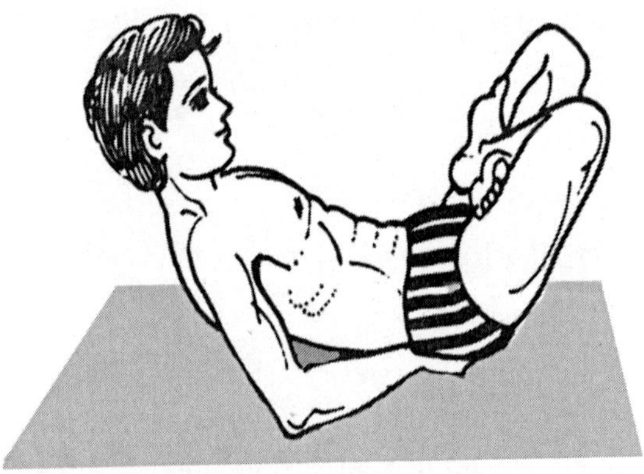

- अब पैरों को भी ऊपर की ओर उठा लें।
- ऐसा करने से पूरा शरीर हाथों और नितंबों पर टिक जाएगा।
- अब लंबी सांस लेते हुए अपने ठोड़ी से गले को दबाएं।
- थोड़ी देर इस स्थिति में बने रहने की कोशिश करें।
- अब सांस को बाहर की ओर छोड़ते हुए वापस पहले वाली स्थिति में आ जाएं।
- इस प्रक्रिया को कम-से-कम चार बार अवश्य दोहराएं।

- सांस अपनी क्षमता के अनुसार ही रोकने की कोशिश करें।
- अपनी क्षमता का अतिक्रमण हरगिज न करें।

## लाभ

- इस आसन को करने से पेट से संबंधित ज्यादातर बीमारियां ठीक होने लगती हैं।
- कंधे मजबूत और पुष्ट होते हैं।
- गर्दन और पीठ के दर्द में भी इस आसन से बहुत राहत मिलती है।
- इस आसन को करने से हाथों की नसों में खून का संचार ठीक तरह से होने लगता है, मेरुदंड लचीला बनता है और शरीर संतुलन की स्थिति में रहता है।

## सावधानी

जिन लोगों को सांस की समस्या हो या फिर जिनकी कमर की हड्डी टूटी हुई हो वे इस आसन को नहीं करें। इस तरह के किसी भी आसन को करने से पहले किसी योग्य योगगुरु से सलाह अवश्य लेनी चाहिए। इसके अतिरिक्त सांस के किसी भी रोग से पीड़ित या रीढ़ की हड्डी में किसी भी तरह की परेशानी हो तो बिना डॉक्टर की सलाह के इस आसन को नहीं करना चाहिए।

# ☞ अर्ध चंद्रासन

इस आसन को करते वक्त शरीर की स्थिति अर्ध चंद्र की तरह हो जाती है, इसीलिए इसे अर्ध चंद्रासन कहते हैं। साथ ही इस आसन को करते समय शरीर की स्थिति त्रिकोण के समान भी बनती है, इस वजह से इसे त्रिकोणासन भी कहा जा सकता है इन दोनों आसनों को करने में कोई खास अंतर नहीं होता। यह आसन खड़े होकर किया जाता है। अर्ध चंद्रासन शरीर की सभी मांसपेशियों में एक साथ खिंचाव उत्पन्न करता है। यह आसन शरीर को सुगठित बनाता है तथा इसके नियमित अभ्यास से शरीर की अतिरिक्त चर्बी घटती है।

## विधि

- सबसे पहले दोनों पैरों की एड़ी-पंजों को मिलाकर खड़े हो जाएं।
- दोनों हाथ कमर से सटे हुए, गर्दन सीधी और नजरें सामने हों।
- फिर दोनों पैरों को लगभग एक से डेढ़ फिट दूर रखें।
- मेरुदंड सीधा रखें।
- इसके बाद दाएं हाथ को ऊपर उठाते हुए कंधे के समानांतर लाएं।
- अब हथेली को आकाश की ओर करें।
- फिर इसी हाथ को और ऊपर उठाते हुए कान से सटा दें।

- इस समय यह ध्यान रखें कि बायां हाथ कमर से ही सटा रहे।
- फिर दाएं हाथ को ऊपर सीधा कान और सिर से सटा हुआ रखते हुए ही कमर से बाईं ओर झुकते जाएं।
- ऐसे करते समय बायाँ हाथ स्वतः ही नीचे खिसकता जाएगा।
- ध्यान रहे कि बाएं हाथ की हथेली बाएं पैर से अलग न हटने पाए।

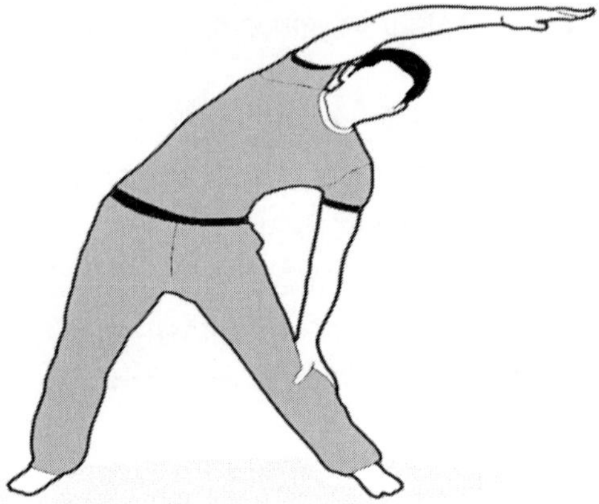

- जहाँ तक हो सके बाईं ओर झुकें, फिर इस अर्ध चंद्र की स्थिति में 30–40 सेकंड तक रहें।
- वापस आने के लिए धीरे-धीरे पुनः सीधे खड़े हो जाएं।
- फिर कान और सिर से सटे हुए हाथ को पुनः कंधे के समानांतर ले आएं।
- फिर हथेली को भूमि की ओर करते हुए उक्त हाथ को कमर से सटा लें।
- यह दाएं हाथ से बाईं ओर झुककर किए गए अर्ध चंद्रासन की पहली आवृत्ति है।
- अब इसी आसन को बाएं हाथ से दाईं ओर झुकते हुए करें।
- अब पुनः विश्राम की अवस्था में आ जाएं।
- उक्त आसन को 4 से 5 बार करने से यथोचित लाभ होता है।

## लाभ

इस आसन के अभ्यास से शरीर की सभी मांसपेशियां और जोड़ों के साथ-साथ छाती और गले में एक साथ खिंचाव उत्पन्न होता है। इस आसन को करने से घुटने, किडनी, छोटी आंत, लिवर, छाती, फेफड़ा एवं गर्दन तक का भाग एक साथ प्रभावित होता है। जिन्हें साँस से संबंधित बीमारी है, उन्हें अर्ध चंद्रासन जरूर करना चाहिए। इसके अतिरिक्त टांसिल और सर्दी-खांसी में भी यह आसन बहुत लाभकारी है। इस आसन को करने से रक्त का संचार बढ़ता है। महिलाओं की अंडाशय, गर्भाशय से संबंधित समस्याओं में अर्ध चंद्रासन विशेष रूप से लाभदायी है।

## सावधानी

- डायरिया से पीड़ित व्यक्ति भी इस आसन का प्रयोग न करें।

- यदि कमर और रीढ़ की हड्डी में दर्द रहता हो तो यह आसन डॉक्टर की सलाह के बाद ही करना चाहिए।
- लो ब्लड प्रेशर वाले इस आसन को न करें।

## ☞ कपोतासन

शरीर की चर्बी को कम करने में एक अति उपयोगी आसन है कपोतासन। यह शरीर में जमी हुई किसी भी तरह की चर्बी को खत्म करता है। आधुनिक जीवन शैली में दिन भर कार्यालय में बैठकर लगातार काम करना और शारीरिक परिश्रम के अभाव में वजन बढ़ने की समस्या जैसी बातें अब आम हो चुकी हैं, लेकिन आज के समय में अगर आपके पास समय का अभाव है तो आप कपोतासन करके अपनी इस समस्या से निजात पा सकते हैं।

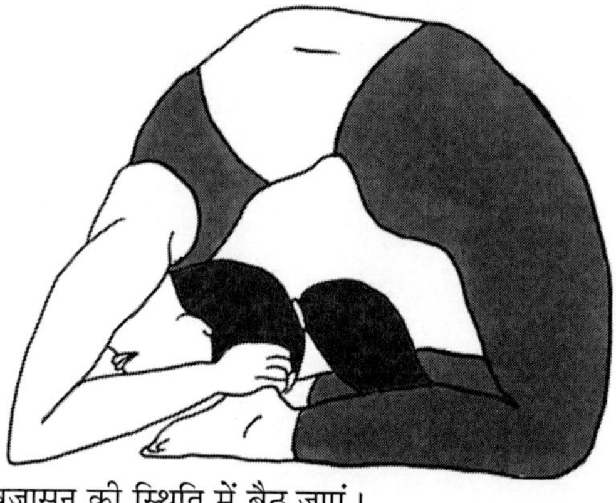

### विधि

- शांत मन से वज्रासन की स्थिति में बैठ जाएं।
- अब गहरी सांस लें और अपने दोनों हाथों को पीछे की ओर कमर के पास रखें।
- इसके बाद अपनी गर्दन को पीछे की ओर झुकाएं।
- अब धीरे-धीरे अपनी कमर को भी साथ में पीछे की ओर झुकाते जाएं।
- अपने दोनों हाथों को अपने पैरों के पीछे जमीन की ओर ले जाने का प्रयास करें।
- ऐसा करते समय जब जमीन पर दोनों हाथ टिक जाएं तो दोनों हाथों को अपने दोनों पैरों की ओर धीरे-धीरे खिसकाएं।
- इस स्थिति में आपके दोनों हाथ कोहनी के पास से मुड़ जाएंगे।
- कुछ सेकंड इस स्थिति में रहें।
- उसके बाद फिर से अपने हाथों को पैरों के पंजों के पास लेकर आएं और पंजों के ऊपर रख के अपनी एड़ी को पकड़ लें।

- इस समय आपकी आकृति एकदम कपोत यानी कबूतर की तरह बन जाएगी।
- इस स्थिति में अपनी क्षमता के अनुरूप जितनी देर तक रह सकते हैं, उतनी देर तक रहें।
- अपनी शारीरिक क्षमता का अतिक्रमण कभी भी नहीं करें।
- अंत में हाथों का सहारा लेते हुए पैरों को सीधा करें और पुनः अपनी प्रारंभिक अवस्था में आ जाएं।

### लाभ

इस आसन को करने से शरीर में होने वाले कई तरह के दर्दों से छुटकारा मिलता है। इस आसन के नियमित अभ्यास से कंधों के दर्द, रीढ़ की हड्डी का दर्द, पिंडली का दर्द और हाथों में लचीलापन आता है तथा साइटिका, ब्लड प्रेशर, पाचन की समस्या आदि को दूर किया जा सकता है। यूरिन संबंधी समस्याओं का इलाज करने में भी यह आसन बहुत लाभदायी है। यह नर्वस सिस्टम को और अधिक सक्रिय करता है तथा यह फेफड़ों को भी मजबूत बनाता है। इससे कूल्हों, पीठ दर्द और कंधों के दर्द में भी राहत मिलती है। इतना ही नहीं, इस आसन को करने से पैरों की मांसपेशियां मजबूत होती हैं और जोड़ों के दर्द से छुटकारा मिलता है। यह मानसिक शांति प्रदान करने के अतिरिक्त तनाव को भी कम करता है।

### सावधानी

बिना किसी योग्य प्रशिक्षक से सीखे इस योग का अभ्यास स्वयं नहीं करना चाहिए, अन्यथा लाभ की बजाय हानि होने की संभावना अधिक रहती है। जिनके घुटनों में दर्द हो तथा गर्भवती महिलाओं को भी इस आसन का अभ्यास नहीं करना चाहिए। इस आसन को जल्दबाजी में न करें, शरीर की मांसपेशियों को लचीला होने में समय लगता है।

## ☞ कुंभकासन

यह आसन करने में थोड़ा आसान होता है, लेकिन यह एक बहुत ही असरकारक आसन है। इस आसन को करने के अनेक फायदे हैं। यह कंधों, पीठ, पुष्टिकाओं, जंघाओं को बलिष्ठ बनाता है। अगर कोई अपने एब्स बनाना चाहता है तो उसे यह आसन अवश्य करना चाहिए। इसे अधोमुख श्वान आसन के नाम से भी जाना जाता है। इससे शरीर की अच्छी तरह से स्ट्रेचिंग होती है। मांसपेशियों तथा रीढ़ की हड्डियों को प्रभावित करता है और इनसे जुड़ी हुई परेशानियों को कुछ हद तक दूर करता है।

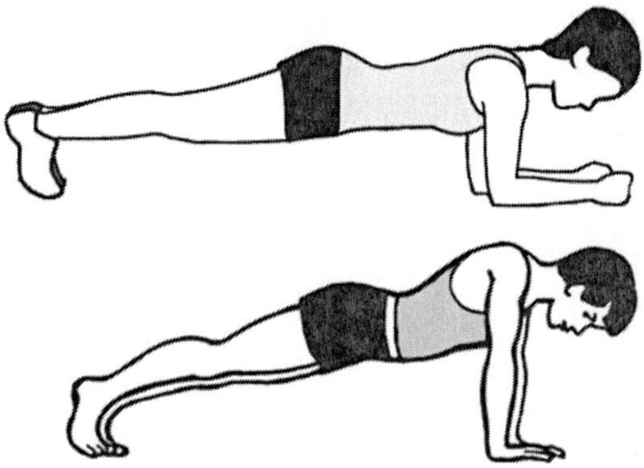

## विधि

- इसे करने के लिए सबसे पहले पेट के बल लेट जाएं।
- इस वक्त आपकी कोहनी और हाथ के पंजे भूमि पर होंगे।
- अब अपने हाथों की उंगलियां दूर-दूर करें, अपने हाथों पर जोर देते हुए छाती, पेट, और पुष्ठिका को ऊपर उठाते हुए पैर के पंजे को सीधे कर दें।
- आपके पूरे शरीर का भार आपके हाथ के पंजे, कोहनी और पैर के पंजों पर आ जाएगा। आपको अपनी रीढ़ की हड्डी और गर्दन को बिलकुल सीधा रखना है।
- एक लकड़ी का टुकड़ा जैसे सीधा होता है, उसी के समान आपको अपने शरीर को रखना है।

## लाभ

इस आसन को रोज किए जाने वाले आसनों में शामिल किया जा सकता है। इससे बाजू और कंधे मजबूत होते हैं। इस आसन को करने से पेट की चर्बी कम होती है तथा मांसपेशियां सुदृढ़ बनती हैं।

## सावधानी

- अगर पीठ या कंधों में चोट हो या उच्च रक्तचाप के शिकार हों तो यह आसन नहीं करना चाहिए।
- उच्च रक्तचाप की समस्या से पीड़ित भी इसका अभ्यास न करें।

# ☞ ब्रह्मचर्यासन

आमतौर पर सभी योगासन भोजन से पूर्व ही किए जाते हैं, लेकिन एक-दो आसन ऐसे भी हैं जिन्हें भोजन के बाद भी किया जा सकता है। इन्हीं आसनों में से एक महत्त्वपूर्ण आसन है ब्रह्मचर्यासन। इस आसन को रात्रि-भोजन के बाद सोने से पहले करने से

विशेष लाभ होता है। ब्रह्मचर्यासन के नियमित अभ्यास से ब्रह्मचर्य-पालन में सहायता मिलती है यानी इसके अभ्यास से ब्रह्मचर्य की सिद्धि की जा सकती है। इसीलिए योगियों ने इस आसन का नाम ब्रह्मचर्यासन रखा।

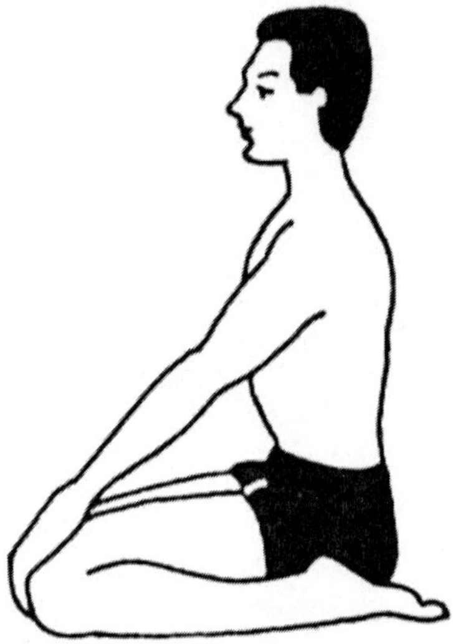

## विधि

- सबसे पहले जमीन पर घुटनों के बल बैठ जाएं।
- अब दोनों पैरों को अपनी-अपनी दिशा में इस तरह फैलाएं कि नितंब और गुदा का भाग जमीन से सटा रहे।
- हाथों को घुटनों पर रखकर शांतचित्त बैठें।
- इस स्थिति में जितनी देर तक बैठ सकते हैं, बैठें। पूर्ण लाभ के लिए इसका अभ्यास रात्रि को दस मिनट तक सोने से पहले अवश्य करें।

## लाभ

इस आसन के अभ्यास से वीर्यवाहिनी नाड़ी का प्रवाह अति तीव्र होता है और इससे वीर्य ऊर्ध्वगामी हो जाता है तथा सिवनी नाड़ी की गर्मी कम हो जाती है। इस कारण यह आसन स्वप्नदोषादि जैसी बीमारियों को दूर करने में बहुत लाभकारी है। जिन व्यक्तियों को बार-बार स्वप्नदोष होता है, उन्हें सोने से पहले पांच से दस मिनट तक इस आसन का अभ्यास नियमित रूप से अवश्य करना चाहिए। इससे इंद्रियां शक्तिशाली बनती हैं और एकाग्रता में वृद्धि होती है। इस आसन से मानसिक संतुलन बनता है और मन को शांति मिलती है। साधना का अभ्यास कर रहे ब्रह्मचारी लोग इस आसन का अभ्यास करते हैं। आधा सीसी दर्द के दौरान इस आसन से बहुत आराम मिलता है। यदि कोई व्यक्ति किसी अप्रिय घटना को बहुत प्रयत्न करने के बाद भी भुला नहीं पा रहा हो तो इस आसन का अभ्यास करने से कुछ दिनों बाद व्यक्ति उस घटना को भूल सकता है। इतना ही नहीं, इस आसन से ब्रह्मचर्य साधकों में कामभाव और कामुकता के भाव खत्म हो जाते हैं और ब्रह्मचर्य पर भी नियंत्रण किया जा सकता है। इस आसन को करने से। रक्त-संचार सुचारु रूप से होने लगता है। पचास वर्ष से अधिक आयु के व्यक्ति इस आसन द्वारा अलौकिक शक्ति को प्राप्त कर सकते हैं। इस आसन से स्त्री और पुरुष दोनों को समान रूप से लाभ मिलता है।

## ☞ वातायनासन

भारत योगियों का देश है। प्राचीनकाल में भारत में वातायन नाम के एक महान योगी हुए, उन्हीं के नाम पर इस आसन का नाम वातायनासन पड़ा। वातायन अपनी तपस्या के समय इसी आसन को किया करते थे।

### विधि

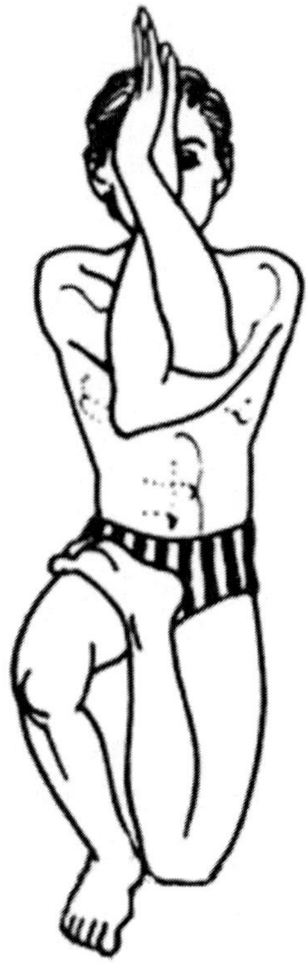

- सबसे पहले सीधे खड़े हो जाएं।
- दोनों पैरों के घुटने आपस में मिले हुए होने चाहिए।
- इस बात का ध्यान रखें कि नितंब, एड़ियां और सिर का पिछला भाग सीधा हो।
- अब दाहिनी टांग को घुटने से मोड़कर इस टांग के पांव को बाईं टांग की जंघा के मूल पर रख दें।
- अब अपने दोनों हाथों को नमस्कार की मुद्रा में जोड़ लें।
- इसके बाद बाईं टांग के घुटने को, धीरे-धीरे सामने की ओर मोड़ते हुए, दाहिने घुटने को, धीरे-धीरे बाएं पैर की एड़ी के पास जमीन से सटा लें। यह आसन की पूर्ण स्थिति है।
- इस समय अपने श्वास की गति समान रखें।
- अपनी क्षमता के अनुरूप जितनी देर हो सके इस आसन में रुकें।
- इसके बाद आराम से वापस अपनी पहली अवस्था में आ जाएं।
- पुनः दूसरे पैर से भी इस आसन को करें।

### लाभ

इस आसन को करने से पुरुषों के ब्रह्मचर्य की रक्षा होती है। इसके नियमित अभ्यास से बहुमूत्रता की समस्या समाप्त हो जाती है। मधुमेह के रोगियों के लिए यह आसन अत्यंत लाभकारी है। इस आसन को करने से वीर्य विकार दूर होता है। स्वप्नदोष की बीमारी भी इस योग को करने से दूर हो जाती है। यह आसन हर्निया, शीघ्रपतन और सायटिका, कमर का दर्द हो या घुटनों का दर्द, गर्दन, मेरूदंड और पिंडलियों से जुड़े रोगों में अति लाभकारी है।

## ☞ मलासन

आजकल की हमारी भागदौड़ भरी जिंदगी में सबका खान-पान बिलकुल बदल चुका है। समय के अभाव में लोग संतुलित, स्वस्थ एवं घर का खान-पान छोड़कर बाहर के खाने को प्राथमिकता देने लगे हैं। बाहर मिलने वाला अधिकांश भोजन स्वास्थ्य के लिहाज से सही नहीं होता है। इतना ही नहीं, शारीरिक श्रम के अभाव में लोगों का खाना भी सही तरीके से हजम नहीं हो पाता है, जिससे व्यक्ति अनेक बीमारियों का शिकार होता चला जाता है। गैस, अपच तथा एसिडिटी तो आम बात है। अतः इस तरह की बीमारियों से बचने तथा स्वयं को स्वस्थ्य रखने के लिए मलासन का अभ्यास अवश्य करना चाहिए।

### विधि

- इस आसन को करने के लिए सर्वप्रथम दोनों घुटनों को मोड़ें और मल-त्याग करने वाली अवस्था में बैठ जाएं।
- अपनी दाएं हाथ की कांख को दाएं घुटने पर टिकायें और बाएं हाथ की कांख को बाएं घुटने पर टिकाकर रखें।
- अब अपने हाथों से नमस्कार की मुद्रा बनाएं। इस अवस्था में कुछ देर तक बैठे रहें।
- फिर सामान्य स्थिति में आ जाएं।
- धीरे-धीरे इस आसन को करने के समय को बढ़ाते जाएं।

### लाभ

इस आसन में नियमित रूप से बैठने से पेट एवं कमर के बहुत सारे विकार दूर होते हैं। इससे कब्ज, गैस, एसिडिटी जैसी परेशानियों से भी निजात मिलती है। इस आसन को करने से पेट की नसों को भी मजबूती मिलती है। यदि रोज इसका अभ्यास किया जाए तो कमर, घुटने, मेरू दंड की मांसपेशियां लचीली बनती हैं और दर्द से भी बहुत हद तक छुटकारा मिल जाता है।

## ☞ पासासन

पासासन एक बहुत प्रभावशाली आसन है। इसके अभ्यास से अस्थमा तथा ब्रोंकाइटिस जैसी बीमारियों में बहुत लाभ होता है।

### विधि

- इस आसन को करने के लिए सबसे पहले तलवों को जमीन पर स्थिर रखें और घुटनों को मोड़कर बैठ जाएं। अब शरीर के ऊपरी हिस्से को दाईं तरफ मोड़ें।

- पुनः शरीर के ऊपरी हिस्से को दाहिने घुटनों तक लाने का प्रयास करें। अपने हाथों और हथेलियों को भी मोड़े।
- अब पीठ की तरफ से हाथों को ले जाकर एक हाथ से दूसरे हाथ को कसकर पकड़ें।
- फिर अपने सिर को ऊपर की तरफ ले जाकर लंबी सांस लें।
- लंबी सांसें कम-से-कम 4-5 बार लें।
- फिर आराम से सामान्य स्थिति में आ जाएं।
- पुनः शरीर की दूसरी तरफ से भी इस क्रिया को दोहराएं।

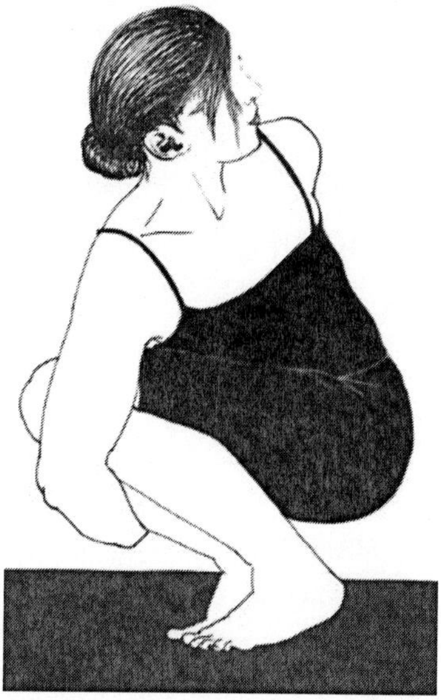

### लाभ

पासासन ही एक ऐसा आसन है, जो अस्थमा के अतिरिक्त दूसरी बीमारियों को भी दूर करता है। इसके नियमित अभ्यास से शरीर को चुस्त-दुरुस्त रखा जा सकता है। सायटिका, मासिक धर्म, कंधे का दर्द, हल्का पीठ दर्द या फिर गर्दन के दर्द को ठीक करने में पासासन को काफी अच्छा और उपयोगी आसन माना जाता है। यह आसन करने में थोड़ा टेढ़ा-मेढ़ा जरूर है, लेकिन लगातार अभ्यास करने पर इसको करना आसान हो जाता है। इस आसन को करने से पीठ, कमर और एड़ियों की मांसपेशियों में खिंचाव होता है। उदर संबंधी विकार भी इस आसन को करने से दूर होते हैं।

## ☞ अपानासन

स्वस्थ शरीर इस संसार में मनुष्य के लिए सर्वोत्तम संपदा है और इस संपदा की प्राप्ति आसन और प्राणायाम के अभ्यास से संभव है। मौसम के अनुसार बाल झड़ने की समस्या आम होती है, लेकिन कभी-कभी बीमारी तथा कमजोरी की वजह से भी बाल झड़ते हैं। बालों की किसी भी तरह की समस्या से पूर्ण छुटकारा दिलाता है अपानासन।

### विधि

- फर्श पर एक चटाई या आसन बिछाकर उस पर पीठ के बल लेट जाएं।
- इसके पश्चात् अपने दोनों पैरों को घुटनों से मोड़ लें।
- अब सांस छोड़ते हुए दोनों घुटनों को छाती की ओर लाने का प्रयास करें।

- अब दोनों हाथों से घुटनों को पकड़ लें, पर ध्यान रहे कि कंधे जमीन पर ही टिके हुए रहें।
- कुछ देर तक इसी स्थिति में रहें।
- फिर सांस लेते हुए सामान्य अवस्था में आ जाएं।

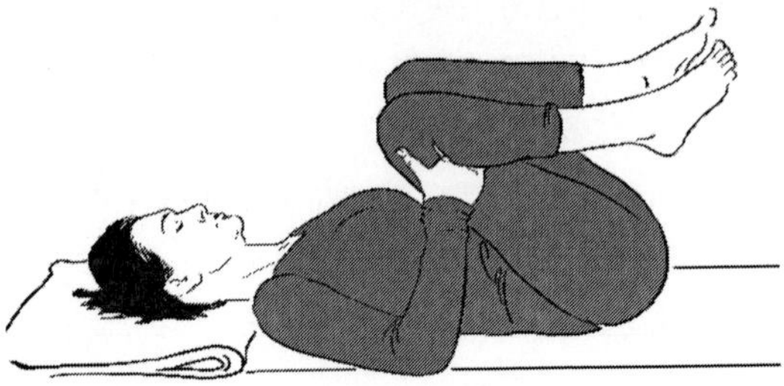

- यह इस आसन की एक आवृत्ति हुई।

### लाभ

इस आसन को करने से क्रोध, चिंता जैसे विकार कम होते हैं। अपानासन का नियमित अभ्यास करने से दिमाग शांत रहता है तथा यह पेट की चर्बी कम करने और कब्ज की समस्या में भी लाभदायक है। जिन लोगों को उच्च रक्तचाप की समस्या है, उन्हें भी इस आसन का अभ्यास करना चाहिए। इस आसन को करने से पीठ के दर्द में भी राहत मिलती है। जिन लोगों के बाल बहुत ज्यादा झड़ रहे हैं या असमय ही सफेद हो रहे हैं, उन्हें इस आसन का अभ्यास जरूर करना चाहिए। यह आसन शरीर के विषाक्ततत्त्वों को बाहर निकाल कर शरीर को शुद्ध करता है। इसके नियमित अभ्यास से वजन भी कम होता है।

### सावधानी

अगर घुटने और पिंडली में किसी तरह की समस्या हो तो इस आसन को नहीं करें। इस आसन को भोजन के तुरंत बाद नहीं करना चाहिए। भोजन के बाद कम-से-कम 2 से 3 घंटे का अंतराल अवश्य रखना चाहिए।

## ☞ उद्गीत प्राणायाम

उद्गीत प्राणायाम, ध्यान की विधि या ध्यान को और अधिक प्रगाढ़ बनाने वाली श्वसन क्रिया अर्थात् प्राणायाम है। इसे 'ओमकारी जाप' के नाम से भी जाना जाता है। वस्तुतः यह ध्यान का ही एक अभ्यास है। इस प्राणायाम के अनगिनत लाभ हैं। इसके नियमित अभ्यास से कई मानसिक तथा शारीरिक रोगों से छुटकारा पाया जा सकता है। इस प्राणायाम के अभ्यास से चिंता, ग्लानि, द्वेष, दुख और भय आदि से मुक्ति मिलती है। इतना ही नहीं, इसके अभ्यास से ध्यान-शक्ति बढ़ जाती है, व्यक्ति भयमुक्त हो जाता है और उसका आत्मविश्वास बढ़ जाता है। शरीर में रक्त-संचार की प्रक्रिया ठीक से होने लगती है, जिससे व्यक्ति तेजस्वी दिखता है।

## विधि

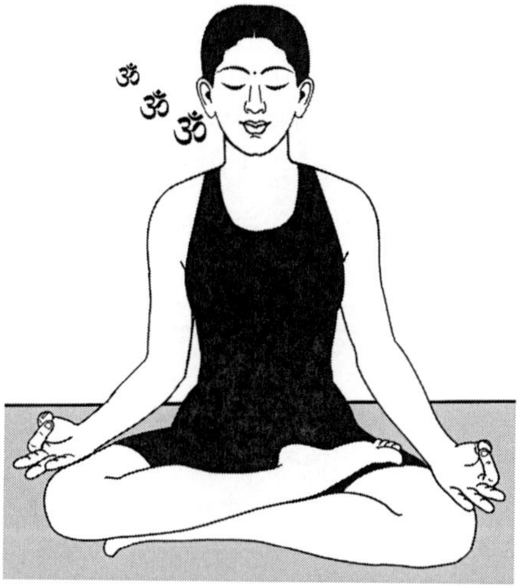


- सर्वप्रथम किसी शुद्ध वातावरण वाली स्वच्छ जगह पर आसन बिछाकर पद्मासन अथवा सुखासन में बैठ जाएं।
- अब सामान्य गति से सांस को शरीर के अंदर लें।
- इसके बाद ओमकारी जप के साथ सांस को धीरे-धीरे बाहर छोड़िए।
- इस प्राणायाम को करते समय अग्निचक्र पर ध्यान केंद्रित करें।
- सांस को बाहर निकालते समय ओमकार का जप करते समय 'ओ' जितनी देर तक बोलें, उससे तीन गुना देरी तक 'म' का उच्चारण करें।
- इसे अपनी सामर्थ्य के अनुरूप ही करें।
- सांस को शरीर के अंदर लेने का समय तीन से पांच सेकंड का रखें।
- इस अभ्यास को कम-से-कम पांच से सात बार करें।

## लाभ

- इस प्राणायाम को करने से सकारात्मकता बढ़ती है और मन खुश और शांत रहता है। इससे स्मरण शक्ति बढ़ती है। गुस्से को काबू में करने के लिए यह सर्वोत्तम प्राणायाम है। इसको करने से एकाग्रता और संकल्प शक्ति भी बढ़ती है।
- मानसिक तनाव, व्याधि, चिंता और भय लगने जैसी सारी समस्याएं उद्गीत प्राणायाम के अभ्यास करने से दूर हो जाती हैं।
- नींद न आना, नींद कम आना, अचानक नींद भंग होना, नींद में भयानक स्वप्न आना आदि समस्याओं को दूर करने में उद्गीत प्राणायाम रामबाण का काम करता है। यह प्राणायाम हर उम्र के व्यक्ति के लिए लाभदायी है। जब कभी भी मन दुखी हो, तनाव की स्थिति महसूस हो रही है, तो तत्काल इस प्राणायाम को करने से मन शांत हो जाता है। इतना ही नहीं, इसके नियमित अभ्यास से गैस, एसिडिटी तथा अपच जैसी समस्याएं और पेट के अन्य रोग भी समाप्त हो जाते हैं।

## सावधानी

- उद्गीत प्राणायाम करते समय सांस शरीर के अंदर लेने की अपेक्षा सांस को बाहर छोड़ने की अवधि लंबी होनी चाहिए।
- रोगी व्यक्ति को यह प्राणायाम चिकित्सकों की देखरेख में ही करना चाहिए। भोजन करने के 3 से 4 घंटे के बाद ही इस प्राणायाम को करना चाहिए।

# ☞ अग्निसार क्रिया

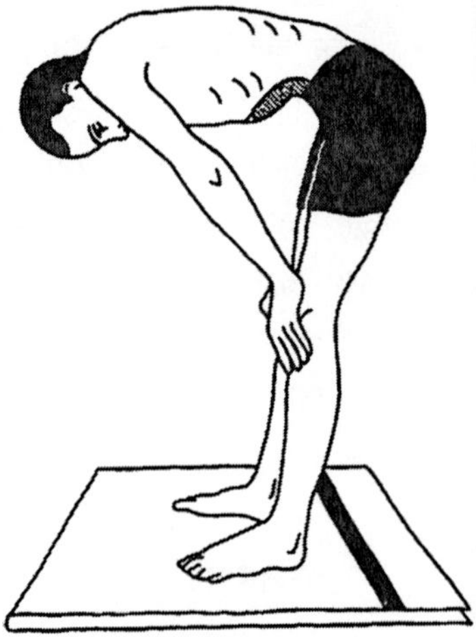

शरीर के शुद्धिकरण तथा सफाई के लिए भारतीय योगशास्त्र में अग्निसार क्रिया का वर्णन मिलता है। यह योग की एक ऐसी क्लींजिंग प्रक्रिया है, जो पाचन तंत्र को साफ एवं स्वस्थ रखते हुए संपूर्ण शरीर को बीमारियों से बचाती है। मौलिक रूप से अग्निसार नाभि से संबंधित एक योगाभ्यास है तथा इसका सर्वाधिक असर व्यक्ति की नाभि पर होता है। यह पाचन तंत्र की गड़बड़ियों को ठीक करते हुए पाचक रस के स्राव को संतुलित करता है। इसके नियमित अभ्यास से आजीवन आरोग्य की प्राप्ति की जा सकती है।

## विधि

- सबसे पहले खड़े हो जाएं और अपने पैरों के बीच में आधा फुट का अंतर रखें।
- अब अपने शरीर के ऊपरी भाग को 60 डिग्री पर झुकाएं तथा हाथों को घुटने पर रखें।
- गहरी सांस लें और उसे छोड़ें।
- अब गहरी लंबी सांस लेते हुए उसे रोकें।
- सांस को रोकते हुए अपने पेट को आगे-पीछे करें।
- पेट को इस तरह से आगे-पीछे करते रहें कि पेट की मांसपेशियों में दर्द होने लगे।
- इस अवस्था में जितनी देर तक सांस रोक सकते हैं, उसे रोककर रखें।
- जब सांस रोक न पाएं, तो रुक जाएं और आराम करें।
- पुनः इसी क्रिया को दुहराएं।
- इसकी 10 से 15 आवृत्ति करें।

## लाभ

अग्निसार पेट की चर्बी कम करने के लिए बहुत ही असरकारक योगाभ्यास है। गर्भावस्था के बाद महिलाओं का वजन बहुत बढ़ जाता है। अग्निसार की क्रिया करके ऐसी महिलाएं अपने वजन को बड़ी आसानी से संतुलित कर सकती हैं। इस क्रिया का नियमित अभ्यास करने से सही मात्रा में पेट में एंजाइम्स का स्राव होने लगता है और यह पाचन क्रिया को मजबूत बनाता है। यह पेट की मांसपेशियों को भी मजबूत बनाता है। इसका अभ्यास करने से पैंक्रियाज ठीक तरह से इंसुलिन का उत्पादन करने लगता है, जो खून में शुगर की मात्रा को कम करने में बहुत बड़ी भूमिका निभाता है। इससे कब्ज की शिकायत, एसिडिटी, लीवर की गड़बड़ी आदि रोग ठीक होते हैं। यह शरीर से विषैले पदार्थ को बाहर निकालकर शरीर को सक्रिय, ऊर्जावान तथा चुस्त-दुरुस्त बनाता है।

## सावधानी

- पेट में दर्द होने की स्थिति में अग्निसार नहीं करना चाहिए।
- यह क्रिया हमेशा खाली पेट ही करनी चाहिए।
- अगर अल्सर या कोई अन्य बीमारी हो तो इसका अभ्यास किसी विशेषज्ञ की निगरानी में करना चाहिए।
- कमर दर्द की स्थिति में भी इसे नहीं करें।

# ☞ शंख प्रक्षालन

मानव शरीर से विजातीय द्रव्यों के निष्कासन एवं पाचन संबंधी परेशानियों को समूल नष्ट करने में योग चिकित्सा के अंतर्गत यौगिक प्रक्रिया शंख प्रक्षालन का बहुत ही महत्त्वपूर्ण स्थान है। शंख प्रक्षालन कायाकल्प की विधियों में महत्त्वपूर्ण स्थान रखती है। यदि हम अपना खान-पान दुरुस्त रखें व पाचन प्रणाली संबंधी परेशानियों जैसे कब्ज आदि न होने दें तो हम आजीवन स्वस्थ रह सकते हैं। आंतों के शंख जैसे आकार होने तथा उसमें उपस्थित वायु की पूर्ण सफाई करने के कारण इस आसन को 'शंख प्रक्षालन' कहा जाता है।

## विधि

- सबसे पहले कागासन में बैठ जाएं एवं कम-से-कम तीन गिलास गुनगुना नमकीन पानी पी लें।
- पानी पीने के बाद सर्पासन, हस्तपादासन, कटिचक्रासन, का अभ्यास चार-चार बार दोहराएं यानी चार बार दाएं एवं चार बार बाएं झुकना है।

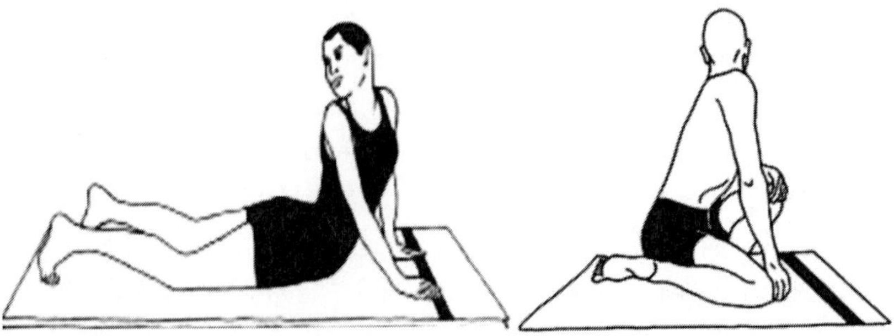

## शंख प्रक्षालन से पूर्व की तैयारी

- इसका अभ्यास करने से पूर्व रात्रि में अत्यंत साधारण भोजन जैसे मूंग की दाल एवं चावल की पतली खिचड़ी खाएं।
- सुबह ढेर सारा गुनगुना पानी लेकर उसमें दो चाय के चम्मच के बराबर नमक प्रति लीटर के हिसाब से डालें और इसे ढंककर रखें।
- मूंग की दाल एवं चावल की खिचड़ी बनाएं तथा उसमें ढेर सारा देशी घी डालें, ताकि वह पतली हो जाए। इस खिचड़ी को शंख प्रक्षालन के बाद खाना होता है।
- सबसे पहले दो गिलास गर्म पानी जल्दी-जल्दी पिएं, फिर लगातार पांच आसनों- ताड़ासन, त्रियक ताड़ासन, कटिचक्रासान, त्रियक भुजंगासन, उदरकर्षण आसन का लगभग आठ बार अभ्यास करें।
- यह पूरा एक चक्र हुआ, आसनों के बीच में आराम न करें।
- ऐसा दो बार करें और प्रत्येक के बाद दो गिलास नमक वाला गर्म पानी जल्दी से पिएं।
- तीन चक्र पूरा होने के बाद शौच जाएं, चाहे इच्छा हो या न हो।
- इसके पश्चात् हर बार नमक वाला गर्म पानी पीने के बाद सभी आसन करें और शौच जाएं।
- सबसे पहले कठोर मल निकलेगा और बाद में पानी मिला हुआ।
- प्रक्रिया पूरी होने पर पहले पानी जैसा पीला और बाद में सिर्फ पानी बाहर आएगा।

## शंख प्रक्षालन पूर्ण होने के पश्चात्

- लगभग पैंतालीस मिनट शव आसन में लेट जाएं लेकिन ध्यान रखें कि सोना नहीं है। ठीक पैंतालीस मिनट बाद तैयार की हुई खिचड़ी को जितना खा सकते हैं, उतना खाएं।
- खिचड़ी खाने के तीन घंटे बाद तक आराम करें, लेकिन सोना नहीं है, वरना आलस्य एवं सिर दर्द हो सकता है।
- पूरे दिन मौन रखने का अभ्यास करें एवं कोई भी शारीरिक या मानसिक कार्य न करें।
- भूख न होने के बावजूद भी शाम को पुनः इसी प्रकार की खिचड़ी खाएं।

### लाभ

शंख प्रक्षालन अपच, गैस, एसीडिटी एवं कब्ज के लिए रामबाण इलाज है। डाइबिटीज, मोटापा, हाई कोलेस्ट्राल एवं हाई लिपिड की समस्या में बहुत लाभदायी है। यह प्रतिरक्षा तंत्र को भी मजबूत बनाता है। इससे एलर्जी जैसी बीमारी में भी लाभ होता है। इसे करने से अस्थमा, पुराना जुकाम, एक्जिमा एवं सोराइसिस, गठिया और पुरानी इनफ्लेमेटरी जैसी बीमारियां ठीक होती हैं।

### सावधानी

- व्यायाम खुले हवादार स्थान में ही करें।
- अत्यधिक ठंडे या अत्यधिक गर्म मौसम में इसे विशेष ध्यानपूर्वक करें।
- एक साल में इसे सिर्फ दो बार ही करें।
- खिचड़ी खाने के दो घंटे बाद तक कुछ भी न खाएं-पिएं।
- कूलर या एयर कंडीशनर का प्रयोग न करें।
- शंख प्रक्षालन के एक महीने बाद तक भोजन शुद्ध, सात्त्विक एवं शाकाहारी होना चाहिए।
- गंभीर रोगों से ग्रसित व्यक्ति बिना चिकित्सक की सलाह के इसे न करें।
- गर्भवती महिलाओं के लिए यह क्रिया सर्वथा वर्जित है।

## ☞ मूलबंध

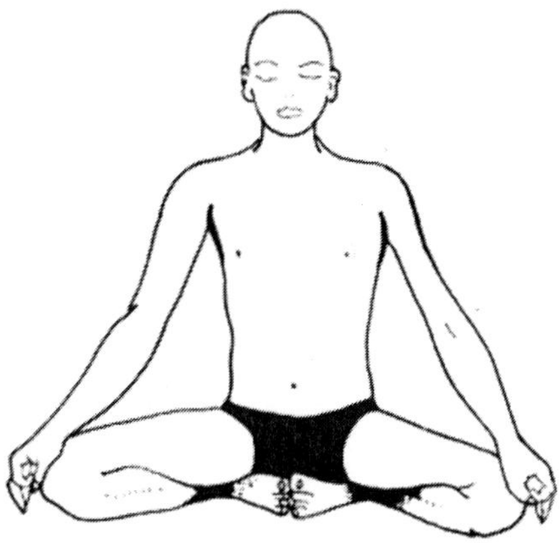

गुदाद्वार को बंद करने की स्थिति को मूलबंध कहा जाता है। मूलबंध का नियमित रूप से अभ्यास करने से अपान वायु पूर्णरूपेण नियंत्रित हो जाती है। इसको करने से कई उदर रोगों से मुक्ति मिलती है। मूलबंध को करते रहने से वीर्य संबंधित बीमारियां नहीं होती हैं। योगशास्त्र में ऐसा माना जाता है कि इससे मनुष्य की आयु में भी वृद्धि होती है। बंधो में मूलबंध सर्वोच्च बंध है तथा यह हमारे शरीर के लिए अत्यंत उपयोगी होता है।

### विधि

- सबसे पहले किसी समतल जगह पर दरी या कंबल बिछाकर बैठ जाएं।

- अपने बाएँ पैर की एड़ी से गुदाद्वार को दबाकर रखें।
- फिर दाएं पैर को बाएँ पैर की जांघ पर रखकर सिद्धासन में बैठें।
- अपने गुदा को संकुचित करते हुए नीचे की वायु को ऊपर की ओर खींचने का अभ्यास करें।
- सिद्धासन में एड़ी के द्वारा ही इसको किया जाता है।
- जब भी सिद्धासन में बैठें तो दोनों घुटने जमीन को छूते हुए होने चाहिए और हथेलियां उन घुटनों के ऊपर टिकी हुई होनी चाहिए।
- अब गहरी सांस लेकर वायु को अंदर ही रोक लें।
- अब गुदाद्वार को अच्छी तरह से सिकोड़ लें।
- इसके बाद अपनी सांस को रोककर रखने के साथ ही जब तक आसानी से कर सकते हैं, तब तक बंध को बनाएं रखें।
- इस अवस्था में जालंधर बंध भी लगाकर रखें और फिर मूलाधार का संकुचन छोड़कर जालंधर बंध को धीरे-धीरे करके खोल दें और धीरे से अपनी सांस को बाहर छोड़ दें।
- इस अभ्यास को चार से पांच बार तक करें।

### लाभ

मूलबंध करने से हमारे शरीर का कब्ज का रोग समाप्त हो जाता है। इसको करने से भूख बढ़ती है। यह क्रिया उनके लिए बहुत ही फायदेमंद होती है, जिन लोगों को हर्निया या पाइल्स की शिकायत होती है। इसके नियमित अभ्यास से हमारा शरीर स्वस्थ रहता है और हम कई तरह की बीमारियों से अपनी सुरक्षा कर सकते हैं। जब भी थकान महसूस हो, उस समय मूलबंध क्रिया को करना चाहिए। इसको करने से सारी थकान दूर हो जाती है।

### सावधानी

यौन और उदर रोग होने की स्थिति में इस क्रिया का अभ्यास किसी योग्य विशेषज्ञ की सलाह से ही करना चाहिए।

## ☞ अश्विनी मुद्रा

आश्विनी मुद्रा का अर्थ होता है 'अश्व' यानी घोड़े की तरह करना घोड़ा अपने गुदाद्वार को खोलता और बंद करता रहता है। यही कारण है कि यह अन्य सभी जानवरों से शक्तिशाली होता है। जिस प्रकार घोड़ा अपने गुदाद्वार को बार-बार सिकोड़ता और ढीला करता है, उसी तरह गुदाद्वार को सिकोड़ने और फैलाने के अभ्यास को ही अश्विनी मुद्रा कहते हैं।

## विधि

इस आसन को दो विधियों से किया जा सकता है।

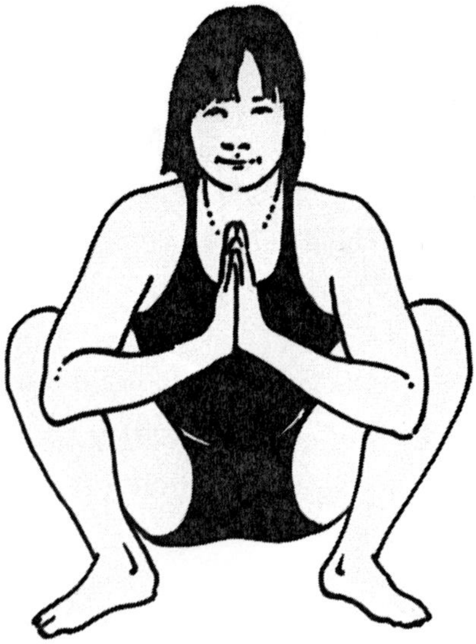

## पहली विधि

इसे करने के लिए कागासन की अवस्था में बैठ जाएं यानी जिस तरह से आप टॉयलेट में बैठते हैं, उसी तरह बैठ जाएं। फिर गुदाद्वार को खींचकर मूलबंध की स्थिति में थोड़ी देर तक रहें और फिर ढीला छोड़ दें। इस प्रक्रिया को लगातार तब तक जारी रखें, जब तक कि आप पूरी तरह से थक न जाएं। इसके बाद कुछ देर तक विश्राम करें।

## दूसरी विधि

इसे करने के लिए जमीन पर कंबल या चटाई बिछाकर सिर को पूर्व दिशा में रखें। अब सांस को बाहर निकालें और पेट को 2-5 बार अंदर-बाहर करें और योनि का संकुचन-विस्तारण 25 बार करें। इसके बाद फिर सांस लें, फिर इसे बाहर छोड़ें और शौच स्थान की जगह को अंदर-बाहर करें। इस प्रक्रिया को अपनी शक्ति के अनुसार किया जा सकता है।

## लाभ

इस मुद्रा के नियमित अभ्यास से गुदा के सभी रोग ठीक हो जाते हैं और शरीर की शक्ति बढ़ती है। यह मुद्रा नपुंसकता को खत्म करती है और शीघ्रपतन की समस्या को रोकने में बहुत ही प्रभावी है। इतना ही नहीं, इस मुद्रा को करने से उम्र भी बढ़ती है। इसके अभ्यास से कुण्डलिनी का जागरण भी होता है। इसको करने से बवासीर और कब्ज की समस्या से बड़ी आसानी से छुटकारा मिल जाता है।

## सावधानी

- यदि गुदाद्वार में किसी प्रकार का कोई रोग है तो यह मुद्रा योग-शिक्षक की सलाह अनुसार ही करें।

## ☞ त्राटक ध्यान

त्राटक ध्यान चित्त-शुद्धि साधना का एक महत्त्वपूर्ण सोपान है। यह योगाभ्यास का एक उच्चतर स्तर है। त्राटक से अभिप्राय है किसी निश्चित बिंदु पर बिना पलक झपकाए लगातार देखते रहना। त्राटक करते समय अपना ध्यान एक निश्चित बिंदु पर टिकाना होता है। वह बिंदु कुछ भी हो सकता है, जैसे-कागज पर काले बिंदु का निशान, अपने इष्ट देवता या गुरु कि प्रतिमा, शिव लिंग, सूर्य, चंद्रमा, दीपक की लौ, दर्पण तथा कोई भी प्राकृतिक दृश्य आदि। त्राटक करते समय निर्विचार होने कि कोशिश करते हुए एक निश्चित बिंदु पर अपने ध्यान को केंद्रित किया जाता है। इस साधना के जरिए तन और मन दोनों को साधने का प्रयास किया जाता है तथा इसे करने से मन बहुत जल्दी शांत हो जाता है। इसके नियमित अभ्यास से कई शारीरिक तथा मानसिक बीमारियों से छुटकारा पाया जा सकता है।

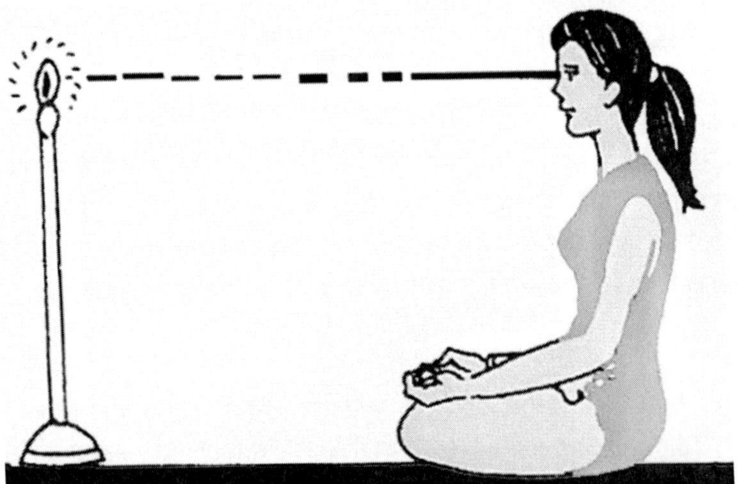

### विधि

- जिस वस्तु पर ध्यान केंद्रित करना हो, उसे नेत्रों के समानांतर ऊंचाई पर रखें। ध्यान रहे वस्तु की ऊंचाई आंखों के बिलकुल सीध में होनी चाहिए, न ज्यादा ऊपर न ज्यादा नीचे।
- आंखों से वस्तु की दूरी लगभग डेढ़ गज यानी ढाई फीट होनी चाहिए।
- अब आप उस वस्तु या बिंदु को अपनी खुली आंखों से तब तक देखते रहें, जब तक कि आंखें थक नहीं जातीं या आंसू नहीं निकल आते। जब आंखों को खोलने में कठिनाई महसूस होने लगे, तब आंखें बंद कर लें और विश्राम करें।

- इस क्रिया को प्रारंभिक अवस्था में 3 से 4 बार दोहराएं। धीरे-धीरे इसका अभ्यास बढ़ाते हुए बिना पलक झपकाए वस्तु को 10 से 15 मिनट तक देखने की अवधि तक ले जाएं।
- इस बात का ध्यान रखें कि वस्तु को देखते समय पलक नहीं झपकनी चाहिए।
- पलक झपकने की स्थिति में आंखें थोड़ी देर के लिए बंद कर लें।

### लाभ

- त्राटक करने से नेत्र के सभी विकार, थकान एवं सुस्ती दूर होती है।
- त्राटक करने से नेत्रों की ज्योति बढ़ती है।
- नेत्र-विकारों की चिकित्सा में यह उपयोगी है।
- इससे आंखों की सुस्ती भी दूर होती है।
- इसको करने से आध्यात्मिक शक्तियों का विकास होता है एवं यह मस्तिष्क के विकास में भी बहुत लाभकारी है।
- इसको नियमित रूप से करने पर स्मृति एवं एकाग्रता बढ़ती है।
- इसके अभ्यास से अल्फा तरंगें बढ़ती हैं, ये तरंगे मस्तिष्क के विश्रामावस्था में होने का संकेत देती हैं। इस अवस्था में मस्तिष्क के कुछ निश्चित भाग काम करना बंद कर देते हैं तथा मस्तिष्क की प्रक्रियाएं थोड़ी देर के लिए रुक जाती हैं। मस्तिष्क को आराम मिलता है।

### सावधानियां

- त्राटक का अभ्यास किसी योग्य शिक्षक के सान्निध्य में ही करना चाहिए।
- इसका अभ्यास एक निश्चित समय पर तथा शांत स्थान पर ही करना चाहिए।
- जिन्हें आंख की समस्या हो, वैसे व्यक्तियों को इसके अभ्यास से पूर्व डॉक्टर की सलाह अवश्य लेनी चाहिए।

## ☞ विपरीतकरणी

विपरीतकरणी एक संस्कृत शब्द है, जिसका मतलब होता है उल्टे तरीके से करना। इस आसन में सर्वांगासन के समान अपने पैरों को ऊपर की ओर करना होता है। इस आसन को लेग्स अप द वॉल पोज के नाम से भी जाना जाता है। इस आसन को करने से बुढ़ापा जल्दी नहीं आता तथा चेहरे पर झुर्रियां भी नहीं पड़ती हैं। विपरीतकरणी आसन एक स्फूर्तिदायक और उल्टा होने वाला आसन है। यह रीढ़, पैर और तंत्रिका तंत्र को राहत प्रदान करता है। यह आसन

धीरे-धीरे शरीर को पूर्ण विश्राम की स्थिति में लाता है। यह मस्तिष्क को शांत करता है और इसे अधिक सचेत बनाता है।

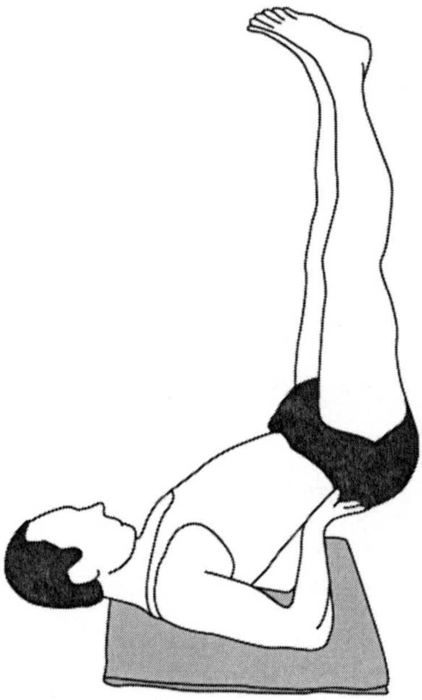

## विधि

- सबसे पहले आसन या चटाई पर पीठ के बल लेट जाएं।
- अपने दोनों हाथ और पैरों को जमीन पर सीधा रखें।
- अब धीरे-धीरे दोनों पैरों को ऊपर उठाएं और अपने ऊपर के शरीर को जमीन से सटा रहने दें।
- अपने दोनों पैरों को 90 डिग्री कोण तक ऊपर उठाएं।
- आप आराम पाने के लिए अपने कूल्हों के नीचे किसी तकिए या कंबल को मोड़ के रख लें।
- अपनी आंखों को बंद करें और इस स्थिति में कम-से-कम पांच मिनट के लिए रुकें।

## लाभ

इस आसन को करने के लिए अपने सिर को नीचे फर्श पर रखना पड़ता है, जिससे मस्तिष्क में स्वच्छ रक्त का प्रवाह होता है, जो हल्के अवसाद और अनिद्रा के लक्षणों से छुटकारा दिलाता है। विपरीतकरणी ऐसा आसन है, जो मन को प्रसन्न करने और शांत रखने में मदद करता है। यह आसन माइग्रेन और सिर दर्द से राहत प्रदान करता है। यह श्वसन संबंधी समस्याओं से भी निजात दिलाता है। इस आसन को करने से आंख और कान के रोगों में आराम होने के साथ-साथ रक्त प्रवाह भी नियंत्रित रहता है। यह हमारे पाचन-तंत्र को मजबूत बनाता है तथा कब्ज की शिकायत को भी दूर करता है। इसके अतिरिक्त इस आसन को करने से गठिया, मूत्र संबंधी विकार, उच्च रक्तचाप, निम्न रक्तचाप, महिलाओं कि मासिक धर्म की समस्या, पीठ दर्द तथा कंधे के दर्द आदि रोगों के उपचार में बहुत लाभ मिलता है।

## सावधानी

- इस आसन को महिलाओं को मासिक धर्म के दौरान नहीं करना चाहिए।
- मोतियाबिंद जैसी गंभीर समस्या में भी इस आसन को नहीं करना चाहिए।
- अगर पीठ में दर्द हो तो अपनी पीठ के नीचे एक मुड़ा हुआ कंबल रखकर इस आसन को करें।
- कूल्हे या घुटने की चोट वाले व्यक्ति को भी इस आसन को नहीं करना चाहिए।
- ग्लूकोमा, उच्च रक्तचाप या हर्निया के रोगियों तथा गर्भवती महिलाओं को भी यह आसन नहीं करना चाहिए।

❐

## ॥ लेखक-परिचय ॥

विलक्षण एवं विभिन्न प्रतिभाओं के धनी शशिकांत 'सदैव' अपने व्यक्तित्व एवं विभिन्न कार्यों के लिए पहचाने जाते हैं। किसी के लिए आप एक संपादक-पत्रकार हैं, तो किसी के लिए लेखक, कवि-शायर। कोई आपको आपकी प्रकाशित पुस्तकों के माध्यम से जानता है, तो कोई टी.वी. पर मेहमान विशेषज्ञ के रूप में पहचानता है। आप एक प्रेरक वक्ता होने के साथ-साथ ध्यान के कुशल प्रशिक्षक भी हैं। फिर वह वर्कशॉप के रूप में हो या प्रवचन के रूप में, आपके वक्तव्य स्कूल, कॉलेज, कॉर्पोरेट सेक्टर, मंदिर-आश्रम एवं धार्मिक तथा गैर-सरकारी संस्थाओं आदि में होते ही रहते हैं। आप सत्रह वर्षों तक 'डायमंड पॉकेट बुक्स' द्वारा प्रकाशित मासिक पत्रिका 'साधना पथ' में संपादक व गृहलक्ष्मी में सलाहकार संपादक के रूप में अपनी सेवाएं दे चुके हैं। इससे पूर्व, आप दो वर्षों तक अपनी सेवाएं 'Indiatimes.com' में भी दे चुके हैं। विश्व भर के नामी पत्र/पत्रिकाओं में आपके आलेख, स्तंभ, ग़ज़ल व कविताएं आदि प्रकाशित होते रहते हैं। इतना ही नहीं, विभिन्न विषयों पर अब तक आपकी तीन दर्जन से भी अधिक पुस्तकें प्रकाशित हो चुकी हैं।

### प्रकाशित पुस्तकें

#### व्यक्तित्व विकास एवं आत्म रूपांतरण

सब संभव है, अच्छा इंसान सफल विजेता कैसे बने ?, मैनेजमेंट के मूल मंत्र, व्यक्तित्व निखारें भविष्य सुधारें, मनचाही सफलता पाएं अपनी एकाग्र क्षमता बढ़ाएं, स्वयं को और दूसरों को पहचानने की कला, सीखें जीवन जीने की कला।

#### ओशो

कौन है ओशो ?, मैं क्यों आया था-ओशो ?, ओशो की जीवन-यात्रा, ओशो के बाद का विवाद, ओशो का योगदान, ओशो पर लगे आरोप और उनकी सच्चाई, प्रसिद्ध हस्तियों और बुद्धिजीवियों की नज़र में ओशो।

#### धर्म अध्यात्म

कौन है गुरु ?, गुरु का महत्त्व ?, ध्यान एकमात्र समाधान, इश्क की खुशबू है सूफ़ी, आधुनिक संतों की आध्यात्मिक यात्रा, व्रत-उपवास का आध्यात्मिक एवं मनोवैज्ञानिक महत्त्व, युगपुरुष महर्षि दयानंद सरस्वती, भारत के प्रसिद्ध मंदिर, भारत के प्रसिद्ध तीर्थ और धाम, पर्वों का महापर्व - दीपावली।

**संपादित पुस्तकें-**
धन और सुख-समृद्धि की देवी लक्ष्मी, दुर्गा एवं नवरात्र की महिमा एवं महत्त्व।

## स्वास्थ्य एवं आरोग्यता

सिर दर्द और माइग्रेन से मुक्ति, ऐसे पाएं मोटापे से मुक्ति, करें योग रहें निरोग, तनाव-मुक्ति के सरल उपाय, आहार से करें उपचार, आपका आहार स्वास्थ्य का आधार।

## काव्य एवं ग़ज़ल संग्रह

तेरे साथ की आदत, स्त्री की कुछ अनकही, दर्द की कतरन, दर्द के इर्द-गिर्द, रिसता हुआ दर्द।
काव्य संकलन-इंद्रधनुष रचते हस्ताक्षर, दस्तक नई पीढ़ी की।

## समाज व समसामयिक

कुल का कल हैं बेटियां, गाय, गंगा, गौरी है हमारी जिम्मेदारी, नई स्त्री की पुरानी कहानी।

## पत्र-पत्रिकाओं में प्रकाशित लेख व स्तंभ

नवभारत टाइम्स, हैलो दिल्ली, दैनिक हिंदुस्तान, पंजाब केसरी, दैनिक जागरण, दैनिक भास्कर, अमर उजाला, जागरण सिटी प्लस, गगनांचल आज समाज, तथा अस्तु, वेल बीइंग, साधना पथ, गृहलक्ष्मी, ओशो वर्ल्ड, हिंदी जगत, कादंबिनी, वूमेन ऑन टॉप, मेरी तुलसी, प्रवासी टुडे, ज्ञानोदय, शुक्रवार, इंडिया न्यूज, यथावत, संपादक, गृहनंदनी, फ्यूचर समाचार, सुख-समृद्धि, कुमुदम भक्ति, समय सारांश, गुरु जी, कलियों को खिलने दो तथा इंडिया टाइम्स एवं फैब वुमैन डॉट कॉम आदि कई अन्य क्षेत्रीय पत्र-पत्रिकाओं में प्रकाशन।

## टी.वी. चैनलों एवं रेडियो पर उपस्थिति

दूरदर्शन, इंडिया न्यूज, सहारा समय, साधना, प्रज्ञा, सुदर्शन, ए टू जेड, वी.आई.पी. एवं जैन टी.वी. तथा एफ.एम. रेनबो एवं मानव रचना रेडियो।

## सम्मान

गौरव भाषा वाणी सम्मान 2011 (इंद्रप्रस्थ साहित्य भारती-दिल्ली), साहित्यकार सम्मान 2010 (ब्रज कला केंद्र-मथुरा), साहित्यकार सम्मान 2009, (स्वामी नेकश्याम स्मृति-वृंदावन)।